# 事例から考える 認知症のBPSDへの対応

― 非薬物療法・薬物療法の実際 ―

著

## 川畑信也

八千代病院 神経内科部長／愛知県認知症疾患医療センター長

中外医学社

# はじめに

　認知症診療に関わるときにかかりつけ医・非専門医の先生がたが対応に苦慮する領域として患者が示す行動障害・精神症状 BPSD があるかと思います．とくに家族や周囲の人びとを悩ませる物盗られ妄想や暴言・暴力行為，徘徊，睡眠障害とそれに伴う夜間の行動障害，性的逸脱行為などの相談を受けたとき，どのような介護指導を行ったらよいのか，介護アドバイスが功を奏さないとき次の一手をどうするか，薬物療法を援用するときにどの薬剤を選択したらよいのか，ある薬剤で効果がないとき次善の薬剤は何かなど多くの課題が目の前に山積することになります．そのような面倒な事態に直面したくないことから認知症診療に踏み込めない，あるいは踏み込みたくない先生がたも多いのではないでしょうか．認知症診療に関わるときにこの家族や周囲が困る行動障害・精神症状 BPSD への対応，対策は避けて通ることができない領域といえます．

　本書は，行動障害・精神症状 BPSD への対応，対策で苦慮している，あるいは悩んでいるかかりつけ医・非専門医の先生がたを対象に私が経験してきた事例を通じて非薬物療法と薬物療法についてのコツを具体的にかつわかりやすく記述したものです．長年認知症診療に従事してきた私の経験では，家族や介護施設などから相談を受ける行動障害・精神症状 BPSD の多くは，睡眠障害（不眠と夜間の行動障害）と感情障害（易怒性），暴言・暴力行為に関連するものです．本書もこの 3 つの記述が必然的に多くなっており繰り返した内容もあるかと思います．しかし，同じ睡眠障害でも患者さんの背景や家族の想い，生活環境，認知症の病態など多くの要因によって異なる対応，対策が求められることになります．本書で紹介した全事例は実臨床で先生がたが遭遇する可能性のある行動障害・精神症状 BPSD をおそらくすべて網羅しているものと考えています．従いまして，読者の先生がたが困った

事例,対応をどうすればよいか悩む事例を日々の診療で診たとき,本書のなかに必ず同様の事例をみつけることができると思います.先生がたが困っている事例と類似した項目を読むことで解決へのヒントが必ずあるものと私は自負しております.

　本書がかかりつけ医・非専門医の先生がたの認知症診療のなかで一助になることができればそれは私の望外の喜びとするところであります.認知症診療における行動障害・精神症状BPSDの治療に際してひとりでも多くの先生がたに参加して頂けることを切に希望しております.

　　2018年8月　酷暑のなかで

川　畑　信　也

# 目　次

## 第 1 章　知っておくべき行動障害・精神症状 BPSD の実態 ……… 1

- 在宅認知症患者の行動障害・精神症状 BPSD ……… 1
- もの忘れ外来における行動障害・精神症状 BPSD ……… 2
- 入院認知症患者における行動障害・精神症状 BPSD ……… 5
- 運転免許に関連する診療でみられる行動障害・精神症状 BPSD …… 5

## 第 2 章　行動障害・精神症状 BPSD への対策の原則 ……… 10

- 認知症でみられる行動障害・精神症状 BPSD に対する考えかた ……… 10
- 「かかりつけ医のための BPSD に対応する向精神薬使用ガイドライン（第 2 版）」の概略 ……… 13
- 「認知症疾患 診療ガイドライン 2017」における行動障害・精神症状 BPSD 治療の概略 ……… 17
- アメリカ精神医学会「BPSD に対する抗精神病薬治療ガイドライン 認知症の焦燥と精神病症状に対して」の概略 ……… 20

## 第 3 章　向精神薬使用の原則と手順 ……… 22

### 抗精神病薬 ……… 22
- どの抗精神病薬を選択するか ……… 22
- 抗精神病薬が効果を期待できる標的症状は何か ……… 22
- 保険病名をどう記載するか ……… 23
- 非定型抗精神病薬のどれを選択するか ……… 24

|　　抗精神病薬処方の原則 ……………………………………………… 26
|　　注意すべき有害事象 …………………………………………………… 27
|　抗てんかん薬 …………………………………………………………………… 29
|　　カルバマゼピン ………………………………………………………… 29
|　　バルプロ酸 ……………………………………………………………… 30
|　睡眠薬 …………………………………………………………………………… 31
|　　認知症患者にみられる睡眠障害の病態 ……………………………… 31
|　　睡眠衛生指導は認知症診療で有効か ………………………………… 33
|　　実臨床で睡眠薬をどう選択し使用するか …………………………… 35
|　抗うつ薬 ………………………………………………………………………… 37
|　漢方薬（抑肝散） ……………………………………………………………… 38
|　　臨床メモ　抗精神病薬を処方する際の家族への説明のコツ ……… 40

## 第 4 章　妄想（物盗られ妄想など）の治療 …………………… 41

　事例　物盗られ妄想が活発な 75 歳，女性，アルツハイマー型
　　　　認知症 ……………………………………………………………… 41
　事例　夫と娘が性的関係をもっていると訴える 64 歳，女性，
　　　　アルツハイマー型認知症 ………………………………………… 46
　事例　浮気妄想で家族が困っている 82 歳，女性，アルツハイ
　　　　マー型認知症 ……………………………………………………… 51
　事例　浮気妄想により妻や娘に暴力を振るう 66 歳，男性，
　　　　アルツハイマー型認知症 ………………………………………… 56
　事例　注察妄想，物盗られ妄想が活発な 80 歳，女性，認知症
　　　　を伴わない妄想・幻覚 …………………………………………… 61

## 第 5 章 幻覚の治療 ················································································ 66

事例 アリセプト®を服用しているが幻聴が軽減しない86歳，女性，レビー小体型認知症 ································································ 66

## 第 6 章 暴言，暴力行為の治療 ································································ 71

事例 夫に噛みつくなどの暴力行為がみられる78歳，女性，アルツハイマー型認知症 ································································ 71

事例 誘因なく暴力行為に及ぶ75歳，男性，アルツハイマー型認知症 ································································ 76

事例 家族の不適切な対応に反応して暴力行為がみられる81歳，女性，アルツハイマー型認知症 ································································ 81

臨床メモ 抗認知症薬少量投与に関する厚生労働省の事務連絡について ································································ 85

事例 介護施設で暴力行為を示す81歳，男性，アルツハイマー型認知症 ································································ 86

事例 介護施設で暴力行為や介護拒否，拒薬が目立つ86歳，女性，アルツハイマー型認知症 ································································ 91

事例 毎日のように興奮や暴言，暴力行為がみられる83歳，女性，アルツハイマー型認知症 ································································ 96

臨床メモ 認知症患者を介護する家族もさまざまである！ ········ 100

事例 介護施設で暴力行為が頻繁な84歳，女性，アルツハイマー型認知症 ································································ 101

臨床メモ 介護保険の認定度は医師が決めているわけではない！ ································································ 105

事例　抗認知症薬がいずれも副作用で服薬できず突発的な暴力行為を示す82歳，男性，アルツハイマー型認知症 ……… 106

臨床メモ　悪徳商法・訪問販売への対策（1）（家族が同居している場合） …………………………………………………… 110

## 第 7 章　感情障害（含易怒性）の治療 …………… 111

事例　感情障害，攻撃性が目立つ，87歳，女性アルツハイマー型認知症 …………………………………………………… 111

事例　易怒性が目立つ92歳，男性，アルツハイマー型認知症 …………………………………………………………………… 116

事例　易怒性や多動，睡眠障害が目立つ87歳，女性，アルツハイマー型認知症 ………………………………………… 121

事例　易怒性にバルプロ酸が著効した73歳，男性，アルツハイマー型認知症 …………………………………………… 126

臨床メモ　悪徳商法・訪問販売への対策（2）（独居の場合）…… 130

## 第 8 章　睡眠障害の治療 ……………………………… 131

事例　夜間寝ずに騒いでいる90歳，女性，アルツハイマー型認知症 ……………………………………………………… 131

事例　幻覚と不眠，夜間の行動障害で介護施設が困っている87歳，女性，アルツハイマー型認知症 ………………… 136

事例　独居生活で不安症状と夜間の不眠が著明な90歳，女性，アルツハイマー型認知症 ………………………………… 141

事例　夜間せん妄を示す89歳　女性，アルツハイマー型認知症 …………………………………………………………… 145

## 第 9 章　性的逸脱行為の治療 ………………………… 150

　　事例　介護施設で性的逸脱行為が頻繁な 68 歳，男性，アルツハイマー型認知症 ………………………………… 150
　　事例　自宅で嫁に性的関係を迫る 84 歳，男性，血管性認知症 ……………………………………………………… 155
　　臨床メモ　非薬物療法がうまくいかない要因を考える ……… 159

## 第 10 章　アパシーの治療 ………………………………… 160

　　事例　無為，無関心が著明な 85 歳，女性，アルツハイマー型認知症 ……………………………………………… 160
　　臨床メモ　臨床医にとって認知症治療で大切なことは何か ……… 164

## 第 11 章　介護困難事例の治療 ……………………………… 165

　　事例　食事をしない 79 歳，女性，アルツハイマー型認知症 ……………………………………………………… 165
　　事例　主たる介護者が認知症を理解できず患者と口論が絶えない 76 歳，男性，アルツハイマー型認知症 ……… 170
　　事例　娘に対する暴言がみられるが外面はよい 88 歳，女性，アルツハイマー型認知症 ………………………… 175
　　事例　患者の世話と実母の介護，夫の看護で実妹が途方に暮れている 83 歳，女性，病型判断困難 …………… 179

## 第 12 章　独居患者の治療 ………………………………… 183

　　事例　独居の 73 歳，女性，アルツハイマー型認知症 ………… 183
　　臨床メモ　認知症診療に関わるあるいは関わりたいと考える医師にとって本当に必要なことは ………………… 187

## 第13章 自動車運転，無賃乗車の治療 ……… 188

- 事例　自動車の運転をやめない73歳，男性，アルツハイマー型認知症 ……… 188
- 事例　無断外出，無賃乗車を繰り返す71歳，女性，アルツハイマー型認知症 ……… 193
- 臨床メモ　認知症では患者の生き方が反映する ……… 197

## 第14章 その他の行動障害の治療 ……… 198

- 事例　自分の思いが通じず包丁を振り回した86歳，男性，アルツハイマー型認知症 ……… 198
- 事例　飲酒行動が度を超している70歳，女性，アルツハイマー型認知症 ……… 203
- 事例　夫と不仲で隠れ飲酒や万引き行為を繰り返す74歳，女性，アルツハイマー型認知症 ……… 208
- 事例　多彩な行動障害と興奮を示す89歳，女性，アルツハイマー型認知症 ……… 213
- 事例　迷子が受診の契機になった75歳，女性，アルツハイマー型認知症 ……… 218
- 事例　介護施設からしばしば脱走する75歳，男性，病型判断困難 ……… 223
- 事例　夫を他人と認識し暴言や無断外出を繰り返す68歳，女性，アルツハイマー型認知症 ……… 228

索引 ……… 232

# 第1章 知っておくべき行動障害・精神症状 BPSD の実態

　認知症でみられる行動障害・精神症状（Behavioral and Psychological Symptoms of Dementia; BPSD）は，患者の生活する環境状況によってその病態が異なることが予想される．本章では，患者の生活環境からみた行動障害・精神症状 BPSD の実態を解説する．

## 在宅認知症患者の行動障害・精神症状 BPSD

　在宅認知症患者における行動障害・精神症状 BPSD の実態を「認知症の『周辺症状』（BPSD）に対する医療と介護の実態調査と BPSD に対するチームアプローチ研修事業の指針策定に関する調査報告書」から紹介する．これは，在宅で生活をしている認知症患者にみられた BPSD によって介護家族が困惑し，かかりつけ医に対策を依頼するも実効性のある対策を打ち出すことができなかった BPSD を抽出したものである．妄想や攻撃的言動，睡眠障害，幻覚，徘徊，抑うつ，不安，介護への抵抗などが在宅で生活している認知症患者を介護する家族を悩ませる BSPD といえる 図1 ．これらの BPSD が月に1回程度しか出現しないならば，介護家族に我慢しなさいとの指導も可能であるが，毎日あるいは週に数回出現する場合には何らかの対策が求められる． 表1 は，上述の調査における BPSD の出現頻度をみたものであるが，妄想がみられた50名のなかで日に1回以上が28名，週に数回が15名に認められている．およそ9割の患者で毎日あるいは週に数回妄想（多くは物盗られ妄想と思われる）の訴えがみられ家族が困っていることがわかる．攻撃的言動や幻覚，睡眠障害，徘徊なども同様である．在宅で介護する家族が困っている，あるいは悩んでいる BSPD に対しては何らかの介入が必要といえる．

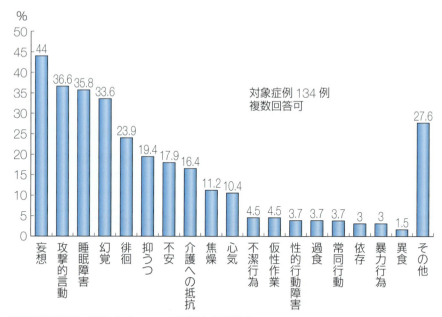

**図1 行動障害・精神症状 BPSD の種類と出現頻度**
認知症の「周辺症状」(BPSD)に対する医療と介護の実態調査と BPSD に対するチームアプローチ研修事業の指針策定に関する調査報告書より引用

## もの忘れ外来における行動障害・精神症状 BPSD

　著者は，1996 年からもの忘れ外来を開設しているが，著者のように総合病院のもの忘れ外来や個人のクリニック・医院を受診してくる認知症患者では，BPSD が目立たないあるいはおとなしいタイプが多いと考えられる．図2 は，著者の外来でアルツハイマー型認知症と診断した初診患者にみられた BPSD の出現頻度を示したものである．無関心（アパシー）が 72.6% を占めており，以下，不安，異常行動，うつ，妄想，興奮，易刺激性が 30% 前後に出現していることがわかる．妄想のなかでは物盗られ妄想が 31% に観察される 図3 ．盗まれたと訴えるものは，金銭や通帳，財布が多く，犯人とされる者は娘や嫁，婿，夫など身近な家族が多い 図4 ．これ以外の妄想を

表1 行動障害・精神症状BPSDの出現頻度（複数回答可）
認知症の「周辺症状」（BPSD）に対する医療と介護の実態調査とBPSDに対するチームアプローチ研修事業の指針策定に関する調査報告書より引用

（高）←―― BPSDの頻度 ――→（低）

| | 日に1回以上 | 週に数回 | 月に数回 | 月に1回 | なし | 未回答 | 計 |
|---|---|---|---|---|---|---|---|
| 妄想 | 28 | 15 | 4 | 1 | 0 | 2 | 50 |
| 攻撃的言動 | 32 | 8 | 2 | 1 | 0 | 4 | 47 |
| 幻覚 | 23 | 14 | 1 | 1 | 0 | 1 | 40 |
| 睡眠障害 | 16 | 21 | 2 | 0 | 0 | 1 | 40 |
| 徘徊 | 14 | 5 | 3 | 1 | 0 | 2 | 25 |
| 不安 | 12 | 6 | 1 | 0 | 0 | 0 | 19 |
| 介護への抵抗 | 9 | 5 | 0 | 0 | 0 | 3 | 17 |
| 抑うつ | 8 | 4 | 1 | 0 | 0 | 0 | 13 |

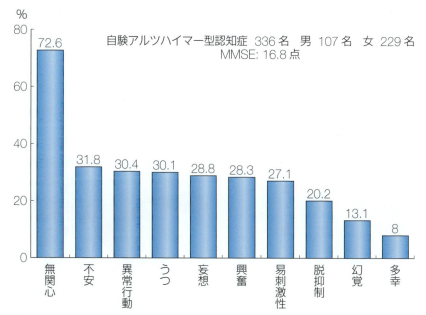

図2 初診アルツハイマー型認知症336名でみられるBPSDの出現頻度――NPIでの検討

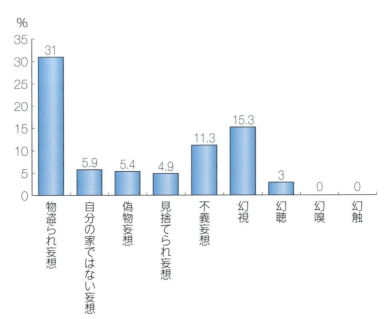

**図3** アルツハイマー型認知症患者 203 名にみられる妄想と幻覚の出現頻度
(川畑信也. 事例から学ぶアルツハイマー病診療. 中外医学社;2006, 図 12 より改変)

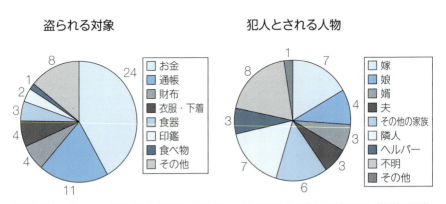

**図4** アルツハイマー型認知症患者 39 名にみられる物盗られ妄想の臨床像(複数回答)
(川畑信也. かかりつけ医の患者ケアガイド 認知症編. 真興交易医書出版部;2009, 図 8 より改変)

観察することは少ないが不義妄想はときどき経験するものである．幻覚では，幻視が15.3％にみられるが幻視がみられるときにはまず，レビー小体型認知症を念頭においた診療を進めたい．

図5 は，初診アルツハイマー型認知症336名における行動障害・精神症状BPSDの出現頻度を重症度別に検討した結果である．妄想や幻覚，不安，多幸，異常行動は認知症の重症度が進むほど出現しやすい行動障害・精神症状BPSDである．一方，興奮やうつ，無関心，脱抑制，易刺激性は重症度に関係なく出現する傾向が認められる．前者については認知症の進行を抑制することがこれらの発現を予防することになる．後者では，認知症が軽度の段階からなんらかの対応を求められる．

## 入院認知症患者における行動障害・精神症状BPSD

著者の所属する病院は外科系診療科を主体とする総合病院であるが，2014年から入院認知症患者にみられるBPSDへの対応を目的に院内認知症対応ラウンドを行っている．介入を行った100名を検討したところ，男女比は4.5：5.5であり，年齢層では70歳以上が大部分を占めていた 図6 ．依頼病棟は，回復期リハビリテーション病棟，内科病棟，療養病棟，整形外科，地域包括ケア病棟の順になっている 図7 ．介入の原因となったBPSDとしては，ケア・リハビリの拒否，安静を保てない，大声・暴言，暴力行為，昼夜逆転，興奮の順になっている 図8 ．在宅で生活をしている認知症患者にみられるBPSDとは異なる病態が観察される．

## 運転免許に関連する診療でみられる行動障害・精神症状BPSD

2017年3月12日から改正道路交通法の運用が開始され，75歳以上の高齢運転者に対する免許更新の厳格化がなされている．そのなかで更新時に施行される認知機能検査で第一分類（認知症のおそれのある者）と判定され

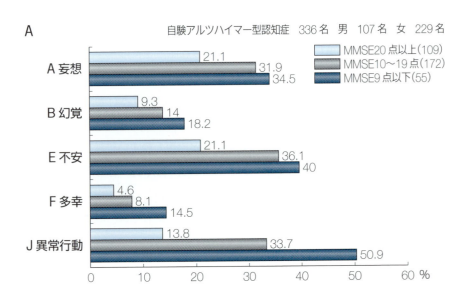
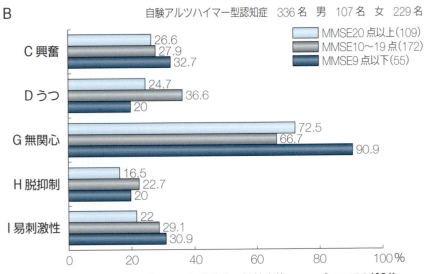

**図5** A）重症度の進行に従い増加する行動障害・精神症状 BPSD（NPI での検討）
B）重症度に関係なく出現する行動障害・精神症状 BPSD（NPI での検討）

知っておくべき行動障害・精神症状 BPSD の実態 ● 7

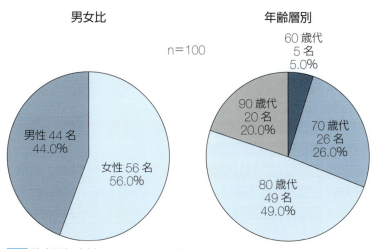

図6 院内認知症対応ラウンドの実態
八千代病院 愛知県認知症疾患医療センター 2014 年 7 月〜2016 年 10 月

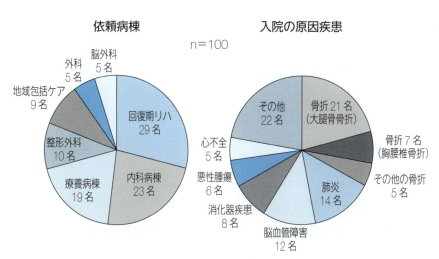

図7 院内認知症対応ラウンドの実態
八千代病院 愛知県認知症疾患医療センター 2014 年 7 月〜2016 年 10 月

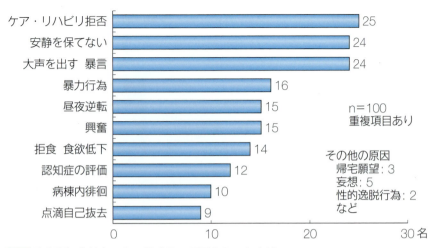

**図8** 院内認知症対応ラウンド 介入の原因となった症状

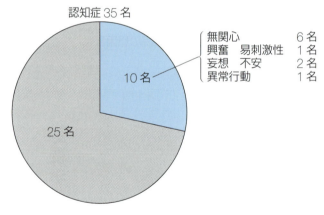

**図9** 運転免許に関する診療における行動障害・精神症状 BPSD の出現

た高齢者はすべて医師の診断書提出あるいは臨時適性検査の受検が義務づけられている．著者は，愛知県公安委員会による臨時適性検査施行の認定医に指定されており，運転免許に関連する診療を少なからず行ってきている．

図9 は，運転免許に関連し著者の外来を受診し認知症と診断された 35 名における行動障害・精神症状 BPSD の出現状況を検討したものである．NPI（Neuropsychiatric Inventory）にて評価した結果では，BPSD がまったくみられない患者は 25 名，なんらかの症状が観察された患者は 10 名であった．その 10 名のなかで活発なあるいは家族が困る BPSD を呈していた患者はわずか 3 名であり，興奮・易刺激性 1 名，妄想・不安 2 名であった．運転免許に関連する診療では，家族が困る BPSD を示す患者は非常に少なく，大部分は BPSD のない，あるいはあっても無関心を示す患者である．認知症診療では BPSD を示す患者の診断は比較的容易であるとの立場から考えると運転免許に関連する診療では診断に苦慮する患者が多いようである．

### 参考文献
川畑信也．知っておきたい改正道路交通法と認知症診療．中外医学社；2018．

# 第2章 行動障害・精神症状 BPSD への対策の原則

　本章では，著者の経験に基づく行動障害・精神症状 BPSD への対策の原則，手順に関して解説をする．いわゆる認知症に関する成書とはやや趣の異なる内容になるかと思われるが読者の診療での手助けの一部になればと考え紹介する．

## 認知症でみられる行動障害・精神症状 BPSD に対する考えかた

　表2 は行動障害・精神症状 BPSD に対する著者の考えかたを示したものである．

　① 第一に優先されるのは，BPSD を惹起させない対応を心がけることである．BPSD は，出現した後の対応が後手，後手に回る性質をもつ病態と

**表2 認知症の行動障害・精神症状 BPSD に対する考えかた**

- 第一に優先されることは，行動障害・精神症状 BPSD を惹起させない対応（病気を理解し，上手な対応を心がける）
- 生じた行動障害・精神症状 BPSD には，まず非薬物療法でなんとかならないかを考える
- そうはいっても介護家族がギブアップ寸前のときには，薬物療法を併用することに躊躇しない！
- 解決できない，解決策が思いつかない場合，病態を説明しひと通りの介護指導を行ったうえで経過をみていくしかないかもしれない
- 解決できない問題は誰が関わっても難しいことを了解できると少し気が楽になるかもしれない

いえる．たとえば，アルツハイマー型認知症では，自発性の低下，意欲の減退が主要な症状のひとつであるが，それが原因で日中の傾眠あるいは昼間睡眠を生じた結果，夜間の頻繁な中途覚醒や深夜から明け方に自宅内での徘徊を惹起してしまう．つまり，昼夜逆転や夜間の行動障害などのBPSDを引き起こすことになる．これらのBPSDへの対策として睡眠薬を始めとする抑制系薬剤の処方を行うことが多い．その結果，抑制系薬剤の使用が歩行能力や日常生活動作ADLの低下を招き転倒・骨折などの不測の事態の原因を作り入院となるが病棟で安静を保てない，危険行動がみられることから身体抑制をされ，患者が大声を出す，暴れる，不穏となり，さらにまた抑制系薬剤が追加されることになる．一度困ったBPSDが出現すると連鎖反応的に事態は悪化していくことになる．BPSDを発現させない手立てとして，介護家族や介護スタッフが各認知症疾患の病態や特徴を正しく理解し，上手な介護，適切な対応を心がけることが重要である．

② 生じたBPSDに対して非薬物療法が第一になることは当然である．これに関して異論はないものと思われる．図10 に非薬物療法の長所を薬物療法と比較して示した．非薬物療法の長所としては，(1) 副作用がみられない（薬物療法では薬剤ごとに種々の副作用が発現する可能性を除外できない），(2) 誰でも関わることが可能である（薬物療法は医師にしか処方権がない），(3) 基本的には費用がかからない．もちろんデイサービスなどを利用する際には介護保険の範囲での自己負担があるので厳密には多少の金銭的負担は存在する（薬物療法では薬剤費などがかかる），(4) すべてのBPSDに適応することが理論上は可能である（薬物療法では効果を期待できるBPSDが限定される），(5) 事例ごとに工夫をすることができる（薬物療法の効果は画一的である），があげられる．実臨床で介護家族からBPSDに関して相談を受けた際にはまず症状の軽減を図れる非薬物療法を指導すべきであろう．

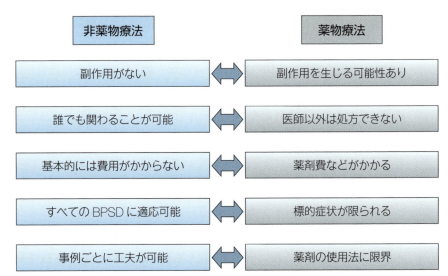

図10 非薬物療法と薬物療法の長所と問題点

③ しかしながら，実臨床で医療機関を受診してくる事例では患者の示すBPSDに介護家族が疲弊していることが多い．家庭での介護にギブアップ寸前の家族に対しまず非薬物療法で対応しましょうとの指導が本当に適切なのかについて著者は疑問を抱いている．たとえば，患者が示す睡眠障害と夜間の行動障害によって介護家族が長期にわたり夜間寝られない状態が継続している事例に対して睡眠衛生指導をまず指導するのが妥当なことであろうか．非薬物療法を指導される家族はどう考えるだろうか．薬剤によって夜間の睡眠確保をしてもらいたいから医療機関を受診してきている場合がほとんどであろう．著者は，必要ならば薬物療法を併用することを躊躇してはならないと考えている．

④ 長年認知症診療に従事してきた著者の経験では，介護家族から相談を受けるBPSDのなかには非薬物療法あるいは薬物療法では解決できない，解決策を思い浮かばない相談も少なくない．実臨床では家族が困っている

BPSDの病態を説明しひと通りの介護指導を行ったうえで経過を診ていくしかない事例が多いように感じている．

⑤ 解決できない BPSD は誰が関わっても難しいことを理解しておくと気分がやや楽になるといえる．著者の施設は認知症疾患医療センターに指定されているのでかかりつけ医の先生がたから多くの紹介相談を受けるが，かかりつけ医の先生がたの外来で解決できない BPSD は著者の施設でも解決できないことが多い．著者の経験からいえることは，解決できないBPSDについては介護家族の悩みを傾聴しながらしばらく経過をみていくしか方法はないように感じている．

⑥ 介護家族は，現在困っている BPSD がこの先ずっと続くのではないかと思い絶望的になっていることが少なくない．認知症でみられる BPSD は，経過に従って軽減あるいは消失してくることが少なくない．それは症状がよくなるからではなく認知症が進行・悪化することで介護家族を悩ませていた BPSD を惹起するパワーが軽減してくるからである．困っている介護家族に対して，「現在困っている行動障害や精神症状はこの先ずっと続くわけではありません．認知症が進むに従って現在の症状が軽減あるいは消えてしまうことも多いのです．今は少し辛いでしょうが，半年単位で通院しながら経過をみていきましょう．まず半年なんとか凌げるようにしていきましょう」などと説明しながら経過をみていくのも選択肢のひとつといえる．

## 「かかりつけ医のための BPSD に対応する向精神薬使用ガイドライン（第2版）」の概略

本ガイドラインは，向精神薬の使用に不慣れなかかりつけ医を対象として作成されたものである．全文は，厚生労働省のホームページからダウンロードが可能である．以下にその概略を記載するとともに著者の私見を述べる．

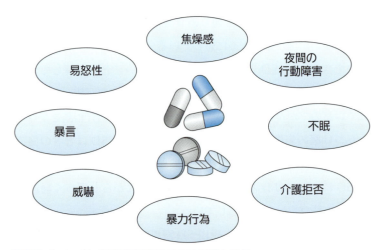

図11 メマンチンが効果を期待できる病態とは？

① 行動障害・精神症状 BPSD 治療アルゴリズムとして，まず非薬物療法を最優先する．出現する時間や誘因，環境要因などを把握し介護家族らと改善策を講じる，とされる．その後，必要時に抗認知症薬を含む向精神薬の使用を考慮する．低用量から開始し，症状をみながら漸増する．

② コリンエステラーゼ阻害薬は，抑うつやアパシー（無為・無関心），妄想などの BPSD に有効であったとの報告はあるが科学的根拠は不充分．実臨床では事例ごとに効果を評価する必要がある．メマンチンも同様に BPSD に対する科学的根拠は不充分とされる．

　著者注： 著者の臨床経験では，メマンチン（メマリー®）は患者の行動や感情，言動の安定化あるいはやや抑制効果を期待できることから活発な行動障害・精神症状 BPSD に有効なことが少なくない．図11にメマンチンの効果を期待できる病態を示した．これら以外にも物盗られ妄想などの精神病症状にも効果を示す場合があるので向精神薬を使い慣れないかかりつけ医の先生がたにとって BPSD への第一選択薬といえるかもしれない．

③ ドネペジルのレビー小体型認知症の BPSD に対する有効性は確認されて

いないが選択肢として検討可能である．しかし，ドネペジルによって逆に症状の悪化を招くこともあるので注意が必要である．

　著者注：　著者の臨床経験では，ドネペジル（アリセプト®）の投与によってレビー小体型認知症でみられる幻視の軽減から消失を期待できる事例が少なくないようである．

④ 認知症疾患に対する抗精神病薬の使用は適用外使用であり，リスクベネフィットを考慮し，充分な説明と同意を行って使用する．

1) 幻覚や妄想（精神病症状），不安にはリスペリドン，オランザピンの使用が推奨される．クエチアピンの使用を検討してよい．

2) 焦燥性興奮（agitation）には，リスペリドン，アリピプラゾールは有効性を実証されており使用を推奨する．オランザピンについては使用を検討してもよい．

3) 暴力行為や不穏に対して抗精神病薬の使用を考慮してもよい．

　著者注：　3) に関してはガイドラインでは具体的な薬剤名に言及していない．

4) 睡眠障害や徘徊にリスペリドンの使用を考慮してもよい．

　著者注：　著者の経験では，高齢認知症患者の睡眠障害には糖尿病がなければクエチアピン（セロクエル®）のほうが催眠効果として副作用が少ないように感じている．徘徊に薬物療法を援用しても行動障害の是正にはならないのではなかろうか．薬剤による身体的拘束とも考えられるのではなかろうか．

5) 性的逸脱行為に抗精神病薬の使用を考慮するが科学的根拠は不充分である．

　著者注：　ガイドラインでは具体的な薬剤名に言及していない．著者は性的逸脱行為に対してリスペリドン（リスパダール®）を数名の患者に使用した経験をもつが行動抑制効果から症状の軽減を図れる場合もある．しかし，ある程度の用量を使用しないと効

果発現には至らず，同時に動作緩慢などの錐体外路徴候を併発し服薬継続が困難なことが多いようである．

6) レビー小体型認知症の行動障害・精神症状 BPSD に対して，クエチアピンとオランザピンの使用を考慮してもよい．

　　著者注： レビー小体型認知症に対しては薬剤過敏性の視点からみるとクエチアピンが最も安全性が高いように感じているが，クエチアピンとオランザピン（ジプレキサ®）は糖尿病患者には禁忌である．糖尿病をもつレビー小体型認知症に対する薬剤選択の示唆が本ガイドラインでは記載されていない．

⑤ 抗うつ薬に関しても抗精神病薬と同様の制約がみられる．

1) 抑うつ症状に対して SSRI（選択的セロトニン再取り込み阻害薬）あるいは SNRI（セロトニン・ノルアドレナリン再取り込み阻害薬）の使用を考慮してもよい．

　　著者注： アルツハイマー型認知症とうつとの関連がしばしば強調されているが，アルツハイマー型認知症で抑うつ症状とされている事例の多くはアパシー（無為・無関心）ではないかとの思いが著者には強い．また，アルツハイマー型認知症でみられる抑うつ症状に対して上記の抗うつ薬の効果は期待できないことが多いようである．むしろドネペジルなどのコリンエステラーゼ阻害薬のほうが効果を期待できるかもしれない．

2) 不安や性的脱抑制に対してトラゾドンの使用や有効性の報告があるが科学的根拠は不充分である．

　　著者注： トラゾドン（レスリン®，デジレル®）は，認知症診療では単独あるいは睡眠薬との併用によって夜間の不穏やせん妄などに対して効果を期待できる薬剤ではないかと著者は想定している．

⑥ 中等度以上の認知症患者の不安症状にはベンゾジアゼピン系抗不安薬は推奨しない．

⑦ 睡眠薬の使用に関しては，まず非薬物療法的介入を試みる．
　1）高齢者に対しては睡眠薬の安易な導入は避けるべきである．また，非ベンゾジアゼピン系睡眠薬がベンゾジアゼピン系睡眠薬よりも安全とする根拠は不充分である．
　2）高齢者では，超短時間作用型の非ベンゾジアゼピン系睡眠薬（ゾルピデム，ゾピクロン，エスゾピクロン）を考慮してもよい．
　3）メラトニン受容体作動薬やオレキシン受容体拮抗薬も考慮してよいが，有効性や副作用について科学的根拠は不充分である．
　4）ベンゾジアゼピン系抗不安薬を睡眠障害に使用することは推奨しない．
　　著者注：　認知症患者に対して非薬物的な睡眠衛生指導はほとんど効果を期待できないのではなかろうか．この問題については次章で詳述する．

## 「認知症疾患 診療ガイドライン 2017」における行動障害・精神症状 BPSD 治療の概略

　2017年8月に刊行された「認知症疾患 診療ガイドライン 2017」（以下，本ガイドライン）では，「第3章　治療」の「B. 認知症の行動・心理症状（BPSD）の治療」が本書の内容に該当する部分である．以下に本ガイドラインの薬物療法の概略と著者の私見を述べる．詳細は本ガイドラインを参照されたい．

① アルツハイマー型認知症の焦燥性興奮と攻撃性に対する非定型抗精神病薬のシステマティックレビューでは，低用量のリスペリドンが最も効果を期待できる．アリピプラゾールはリスペリドンと同等の効果が期待できるが，オランザピンの効果は一定していない．クエチアピンは効果が認められなかった．

② アルツハイマー型認知症の焦燥性興奮と攻撃性に対する気分安定薬では，カルバマゼピンの効果は期待できるがバルプロ酸の使用は推奨されない．抑肝散の有効性もわが国の多施設共同研究で報告されている．

　　著者注：　著者の経験では，軽度から中等度の興奮や暴言，攻撃性に対して抗精神病薬よりもまず，カルバマゼピン（テグレトール®）を選択すると，症状の軽減を期待できる事例が少なからず存在するようである．バルプロ酸（デパケン®，バレリン®など）は確かに効果が弱い印象をもっている．抑肝散に関しては，現在同等以上の効果を期待できるメマンチンを使用できることから，抑肝散の役割はほぼ終わったのではないかと著者は考えている．

③ 妄想・幻覚に対する抗精神病薬の使用に関しては，多数例を対象とする検討がなされていない．定型抗精神病薬よりも非定型抗精神病薬のほうが副作用が少ないために推奨される．

　　著者注：　著者も認知症でみられるBPSDに対して使用する抗精神病薬は非定型抗精神病薬が妥当と考えている．かかりつけ医の先生がたがしばしば使用されているチアプリド（グラマリール®）は定型抗精神病薬に属しており，著者はほとんど使用していない．

④ うつ症状に対する抗うつ薬の効果は不確実であると結論づけられている．SSRIあるいはミルタザピンの有効性も確認されていない．

　　著者注：　著者の経験では，アルツハイマー型認知症でうつ状態を呈する患者は少ない．むしろアパシー（無為・無関心）を示す患者が圧倒的に多い．アパシーを示す患者に抗うつ薬の使用は効果を期待できないようである．

⑤ 徘徊に対してリスペリドンが有意な効果を示したとの報告があり，使用を考慮してもよい．

　　著者注：　著者も若年発症アルツハイマー型認知症の徘徊に対してリスペリドンを使用した経験をもつが，服薬開始時には多少効果を感じたが

最終的には徘徊の軽減を図ることはできなかった．徘徊に対しては薬物療法を援用すべきではないとの結論を得ている．

⑥ 睡眠障害に対しては，ベンゾジアゼピン系を代表とする催眠鎮静薬は広く使用されているが，データはほとんどなく，鎮静や昼間の眠気，転倒などの原因となるため投与は慎重にすべきである．リスペリドンの有効性を示す報告があり検討をしてもよい．ラメルテオンは，軽度から中等度アルツハイマー型認知症を対象とした検討で効果を認めなかった．

　著者注：　著者の考えでは，認知症でみられる睡眠障害に睡眠衛生指導の実施は困難であり，夜間の介護家族の負担を考えるとある程度の薬物療法の介入はやむを得ないのではなかろうか．著者の経験では，クエチアピンが単独あるいは睡眠薬との併用によって夜間の睡眠確保が可能になることが多い印象をもっている．認知症診療ではラメルテオン（ロゼレム®）による睡眠確保は期待できないのではなかろうか．

⑦ アパシーに対する薬物療法としては，コリンエステラーゼ阻害薬の効果が確認されており，適応可能な認知症には第一選択薬として推奨される．その他の薬剤に対する研究結果は一貫せず，科学的根拠は充分ではない．メマンチンが有効である可能性がある．抗うつ薬，抗てんかん薬の効果は認められない．

　著者注：　著者は，アパシーを標的としてメマンチンを使用した経験はなく確かに効果を期待できる事例もあるかもしれないが，メマンチンを多数例で処方してきた経験ではむしろ患者の行動や感情，言動を抑える効果のほうがはるかに大きいように感じている．

## 📖 参考文献

日本神経学会，監修．「認知症疾患診療ガイドライン」作成委員会，編集．認知症疾患診療ガイドライン 2017．医学書院；2017．

## アメリカ精神医学会
## 「BPSDに対する抗精神病薬治療ガイドライン 認知症の焦燥と精神病症状に対して」の概略

　2017年11月にアメリカ精神医学会による「BPSDに対する抗精神病薬治療ガイドライン 認知症の焦燥と精神病症状に対して」(The American Psychiatric Association Practice Guideline on the Use of Antipsychotics to Treat Agitation or Psychosis in Patients With Dementia)の翻訳版が刊行されている．表現がやや迂遠でなかなか読み進むことが難しい記載になっているがここでは著者の理解し得た範囲内でその概略をまとめてみたい．

　最初に「Ⅰ．ガイドライン声明」が記載されているが，おそらくこの部分がこの書籍の肝の部分であろう．そのなかで本書に関連する部分を以下に抜粋する．

　声明 1：認知症の症状について種類，頻度，重症度，出現パターン，タイミングを評価することを推奨する．

　声明 5：緊急時以外の抗精神病薬使用は，焦燥もしくは精神病症状が重度，危険，かつ/もしくは，強い苦痛となっている場合に限ることを推奨する．

　声明 8：BPSD治療での抗精神病薬使用が支持されたなら，低用量から始めて，忍容性がある限り最小有効用量まで増量することを推奨する．

　声明10：焦燥や精神病症状に対して適量の抗精神病薬を4週間使用しても明らかな効果がみられない場合には，減量・中止をすることを推奨する．

　声明11：治療効果が得られたと判断された場合には，家族または関係者からの情報をもとに必要に応じて患者および後見人と減量の可

能性について話し合うことを推奨する．（以下略）
声明12：抗精神病薬治療でBPSDが適切に軽快した場合には，投与開始4カ月以内に減量・中止を試みることを推奨する．ただし，抗精神病薬減量によって症状が再燃した過去をもつ患者を除く．
声明14：せん妄以外で非緊急的抗精神病薬治療が必要と判断された場合に，ハロペリドールを第一選択薬としないことを推奨する．

「Ⅱ．妥当性」以降で上記の声明の詳しい解説が述べられている．詳細は以下の文献で示す書籍を参照いただきたい．

## 参考文献

American Psychiatric Association, 著．新井平伊，監訳．アメリカ精神医学会 BPSDに対する抗精神病薬治療ガイドライン―認知症の焦燥や精神病症状に対して．ワールドプランニング；2017.

# 第3章 向精神薬使用の原則と手順

本章では，向精神薬（抗精神病薬，抗てんかん薬，睡眠薬，抗うつ薬）を認知症患者に使用する際の原則と実践的な手順を解説する．

## 抗精神病薬

ここでは，非薬物療法で効果を期待できない事例に対して抗精神病薬をどのように選択し使用したらよいかについて考える．

### どの抗精神病薬を選択するか

現在，抗精神病薬は，ハロペリドールに代表されるドパミン $D_2$ 受容体遮断作用をもつ第一世代抗精神病薬（定型抗精神病薬）とリスペリドンを始めとするセロトニン（5-HT）$_{2A}$ 受容体拮抗作用を併せもつ第二世代抗精神病薬（非定型抗精神病薬，Serotonin-Dopamine Antagonist；SDA）に大別される．認知症でみられる行動障害・精神症状BPSDには後者の非定型抗精神病薬を選択するのがよい．非定型抗精神病薬は，陰性症状にも効果を期待でき，さらに，錐体外路徴候の惹起作用が弱いことから薬剤性パーキンソニズムを生じる可能性が定型抗精神病薬に比して低いとされる．非定型抗精神病薬のなかでどの薬剤を選択するかは，標的とする症状と糖尿病の有無を判断基準として考慮するとよい．

### 抗精神病薬が効果を期待できる標的症状は何か

BPSDのなかで非定型抗精神病薬の効果を期待できるのは，妄想・幻覚（精神病症状）ならびに焦燥性興奮（agitation），暴言，暴力行為，不穏，

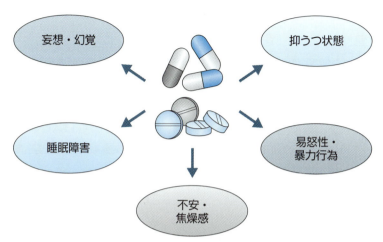

**図12** 薬物療法の対象となる行動障害・精神症状 BPSD

睡眠障害である図12.「かかりつけ医のためのBPSDに対応する向精神薬使用ガイドライン（第2版）」では，徘徊や性的逸脱行為に対して抗精神病薬の使用を考慮してもよいと記載されているが，著者の経験ではこれらに対して抗精神病薬はほとんど効果を発揮できないようである．

## 保険病名をどう記載するか

　アルツハイマー型認知症を始めとする認知症疾患に対して抗精神病薬の使用は保険適用外とされている．では，実臨床でこれらを認知症患者に使用した際，保険病名をどうするかの問題が出てくる．病名を統合失調症とすると，実際の病態と矛盾することになり，たとえば，80歳前後で突然統合失調症と診断名をつけることにも躊躇する場合が多い．保険適用外使用ではあるが，2011年の社会保険診療報酬支払基金，第9次審査情報提供事例によってハロペリドール，クエチアピン，ペロスピロン，リスペリドンについては「器質的疾患に伴うせん妄・精神運動性興奮・易怒性」に対して処方した場合，当該使用事例を審査上認めるとの通達がなされていることを知って

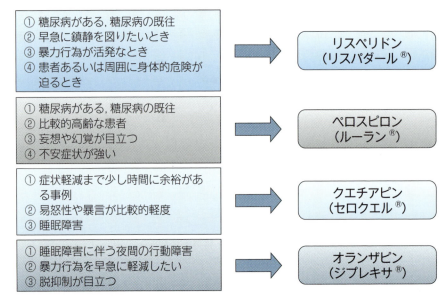

図13 非定型抗精神病薬4剤の選択基準（著者の私見）

おいたほうがよい．たとえば，アルツハイマー型認知症でみられる暴力行為にリスペリドンを使用した際には，保険病名として，アルツハイマー型認知症とアルツハイマー型認知症に伴う精神運動性興奮を併記すればよい．また，同通達でリスペリドンは，「パーキンソン病に伴う幻覚」に対して処方した場合，当該使用事例を審査上認めることも併せて記載されている．2012年の第10次審査情報提供事例では，原則としてクエチアピンを「パーキンソン病に伴う幻覚，妄想，せん妄等の精神病症状」に対して処方した場合，当該使用事例を審査上認めることも通達されている．

## 非定型抗精神病薬のどれを選択するか

どの薬剤をどの標的症状に選択するかに関して明確に述べている文献や成書はない．著者は図13に示す大まかな基準をもとに薬剤を選択している．

① まず，糖尿病の有無を確認することが最も重要である．糖尿病がある，あるいは糖尿病の既往がある場合には，クエチアピンとオランザピンは禁忌であることを銘記しておくことが重要である．その際にはリスペリドン，あるいはペロスピロン，アリピプラゾールを選択する．糖尿病患者にクエチアピンやオランザピンを使用すると短期間で血糖が著増し糖尿病性昏睡に進展する危険性があるので両剤は絶対的禁忌である．

② 標的症状を比較的早く軽減させたい，周囲への身体的危害が加わる可能性が高い事例にはリスペリドン，あるいはオランザピンの使用を優先する．

③ 症状軽減まで周囲が比較的待てる，あるいは少し時間をかけて症状を軽減してもよい事例にはクエチアピンあるいはペロスピロンを選択する．

④ 90歳前後の高齢認知症患者に使用したいときには，糖尿病があればペロスピロン，なければクエチアピンの使用を考える．リスペリドンは，他の非定型抗精神病薬に比して薬剤性パーキンソニズムを発現しやすいことから高齢者には可能な限り使用を避けるほうが無難である．

⑤ 睡眠障害とそれに伴う夜間の行動障害には，糖尿病がなければクエチアピン，あるいはやや効果の強いオランザピンを選択する．オランザピンは，単独使用で催眠効果を期待できることが少なくない．糖尿病がある事例にリスペリドンだけでは催眠効果を期待しにくいことから睡眠薬を併用することが多い．

⑥ レビー小体型認知症に使用する際にはクエチアピンの選択をまず考える．2017年に公表されたレビー小体型認知症の臨床診断基準2017年改訂版[1]でもクエチアピンの少量投与が推奨されている．糖尿病をもつ患者ではクエチアピンを使用できないことから選択が難しい．薬剤性パーキンソニズムの発現に注意しながらリスペリドン少量を使用していくか，あるいはペロスピロンを選択するかであろう（著者は，レビー小体型認知症に対してペロスピロンを使用した経験がないので薬効などについて述べることはできない）．

**表3** 抗精神病薬処方の原則

- 主として非定型抗精神病薬を用いる
- ごく少量から開始する
- 少量ずつゆっくり増やしていく
- 3〜5日毎に患者の様子を確認する
- 介護する者がこれでなんとか我慢できると考える量で止める
- 効果が確認できたら早めに減量から中止を考える

## 抗精神病薬処方の原則 表3

① 主として非定型抗精神病薬を使用する．どれを選択するかの明確な基準はない．医師が個々の経験に基づいて使い慣れた薬剤を選択するとの考えも成り立つ．かかりつけ医・非専門医がしばしば使用しているチアプリド（グラマリール®）は定型抗精神病薬に属することを忘れないようにしたい．

② ごく少量から開始するのが原則である．精神神経科領域では，抗精神病薬を少量から開始し漸増していく方法と，ある程度の量を初回に投与し症状の軽減を図りながら減量していく方法があるようである．しかし，認知症診療で使用する際には高齢者の場合が多いので，ごく少量から開始し副作用に留意しながら漸増していくほうが服薬コンプライアンスなどの視点から望ましい．

③ 標的症状に対して初回用量で効果を期待できると判断されるときには漸増しながら維持量を決定するようにしたい．もし初回の用量で充分な効果発現をみるならばその用量が維持量となる．初回用量で不都合な状態を生じた際には直ちに服薬の中止を指示するようにしたい．

④ 抗精神病薬を処方する際，開始当初は処方日数を3〜5日，長くても1週間に留めておくことが重要である．開始のときに2週間あるいは1カ月

分を処方すると，家族によっては不都合な状態が生じても律儀にずっと服薬をさせてしまう可能性があるので注意したい．処方開始後に不都合な状態が生じたら，あるいは服薬前に比して悪い方向に向かっていると思われるときには，ただちに服薬を止めるよう家族に指導しておくことが必須である．短期間の処方ならば，次回の外来診察で不都合な状態の有無を早めに確認できるので対策を講じやすい．

⑤ 維持量をどこに設定するのかの明確な基準はない．抗精神病薬を使用するのは主として介護する家族や介護施設の要望に基づくものであり，家族や施設側がこれでなんとか我慢できる，なんとか介護をしていけると考える用量が維持量といえる．

⑥ 抗精神病薬の服薬をいつまで継続するか，いつ服薬を中断するかの判断は実はとても難しい問題といえる．成書では，3カ月前後をめどに減量から中止を考慮すると記載されているが実臨床ではなかなかそのようにはならない．医師の立場からは，状態が安定しているのでこのままの用量でよいのではないかと考えがちとなり，介護する家族の側では，減量や中断で困っていたBPSDが再燃するのではないかと恐れを抱くことから減量や中断の方向に踏み切れないことが少なくない．著者の外来では減量や中止に成功している事例もあるがそのままの用量にて年単位で継続している事例も少なからずみられる．

## 注意すべき有害事象

いずれの抗精神病薬も中枢ドパミン受容体を遮断する共通の薬理作用をもっていることから，錐体外路徴候を発現する危険性は避けられない．実臨床で最もみられやすいのは薬剤性パーキンソニズムである．パーキンソン症状は，筋強剛ならびに動作緩慢，振戦，姿勢反射障害が主な症状となる．著者は神経内科医なので，パーキンソン症状の診療には慣れているので見逃すことは少ないが，神経学的診察に慣れていないかかりつけ医・非専門医に

とってパーキンソン症状を見極めるのは難しいかもしれない．かかりつけ医の先生がたが実臨床で注意すべきパーキンソン症状（錐体外路徴候）は，発動性の低下（元気がなくなった，自分から動こうとしない）や動作緩慢（動作や歩行が遅くなってきた），呂律が回らない，転びやすくなってきた，などであろう．これらの症状が抗精神病薬開始後に顕在化あるいは増悪してきたときには薬剤性パーキンソニズムの可能性を考えるべきである．多数の論文を対象に抗精神病薬の有効性と安全性を検討したメタ解析[2]では，非定型抗精神病薬のなかでプラセボと比して有意に錐体外路徴候を発現した薬剤はリスペリドンのみであった（パリペリドンも有意差が確認されているが認知症診療ではまず使用されない）．クエチアピンやオランザピン，アリピプラゾールでは有意差は見出されなかった（ペロスピロンは海外で発売されていないので不明）．

錐体外路徴候で注意すべきもうひとつの病態はアカシジア（静座不能）であろう．じっと座っていられない自覚や下肢のむずむず感などが原因で座っていることができない状態となる．その結果，室内を歩き回る，場合によっては徘徊の原因になるかもしれないので知っておくべき病態である．患者が示す落ち着かない状態をすべて認知症由来と考えてはならない．服薬している薬剤を吟味することを忘れないようにしたい．

錐体外路徴候としては，ジスキネジアやジストニアなどの不随意運動の出現も想定されるが，認知症診療で使用する抗精神病薬の範囲で遭遇する機会は少ないと思われる．

悪性症候群（neuroleptic malignant syndrome）も見逃してはならない副作用である．抗精神病薬の服薬中あるいは抗パーキンソン病薬の急激な中断によって発現することが多く，臨床症状としては急性の高熱，ならびに意識障害，錐体外路徴候（筋強剛や無動，振戦，嚥下困難など），頻脈などがみられる．検査所見では，横紋筋融解を反映しCK（クレアチンキナーゼ）値の著増，ならびに白血球やミオグロビンの増加などが観察される．治療の

原則は，水分補給と全身管理である．わが国ではダントロレン（ダントリウム®）の初期の静注，その後の点滴静注が記載されているが明確なエビデンスはないようである．

### 📖 参考文献

1) McKeith IG, Boeve BF, Dickson DW, et al. Diagnosis and management of dementia with Lewy bodies. Fourth consensus report of the DLB Consortium. Neurology. 2017; 89: 88-100.
2) Leucht S, Cipriani A, Spineli L, et al. Comparative efficacy and tolerability of 15 antipsychotic drugs in schizophrenia: a multiple-treatments meta-analysis. Lancet. 2013; 382: 951-62.

## 抗てんかん薬

　認知症診療では抗てんかん薬は，患者の感情を安定化する薬効を期待して使用することが多い．具体的な標的症状は，易怒性や暴言，暴力行為，不穏などである．著者は，主としてカルバマゼピン（テグレトール®），あるいはバルプロ酸（デパケン®，バレリン®など）を使用する場合が多い．両者の使い分けの根拠はないが，薬効としてはバルプロ酸よりもカルバマゼピンのほうが効果を期待できることが多いように感じている．

### カルバマゼピン

　添付文書には，「カルバマゼピンとして通常，成人には最初1日量200～400 mgを1～2回に分割経口投与し，至適効果が得られるまで（通常1日600 mg）徐々に増量する」となっているが，認知症診療では，さらに少量から開始をするのがよい．具体的には，1回50～100 mgを1日1回夕食後あるいは就寝前の服薬から開始する．症状の推移をみながら50 mgずつ増量し1日最大量を300 mg前後とする．カルバマゼピンが効果を期待できる患者では，100 mg前後でなんらかの症状の改善，たとえば，易怒性が

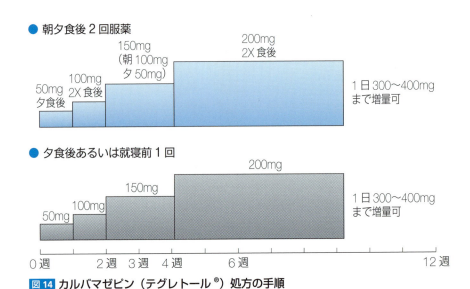

図14 カルバマゼピン（テグレトール®）処方の手順

やや軽減するなどの効果を観察できることが多い 図14．

　副作用として，眠気やふらつき，めまい，易疲労感などが出現しやすいので注意をする．そのためには日中の服薬を避け夕食後あるいは就寝前の服薬を厳守するよう家族に伝える．重篤な副作用として，血液異常（再生不良性貧血，汎血球減少，白血球減少，無顆粒球症，血小板減少など）と皮膚症状［中毒性表皮壊死融解症，皮膚粘膜眼症候群（Stevens-Johnson 症候群），急性汎発性発疹性膿疱症，剥脱性皮膚炎］があげられており特に注意が必要である．前者では，定期的な血液検査を施行するようにしたい．後者に関しては，家族にいかなる状態にもかかわらず皮膚に異変がみられたらすぐに服薬を中止するよう厳命しておくことが重要である．

## バルプロ酸

　バルプロ酸の添付文書では，「通常1日量バルプロ酸ナトリウムとして400～1,200 mg を1日2～3回に分けて経口投与する」となっているが，

認知症診療では1日200〜300 mgを分1から2回の服薬から開始するのがよいようである．著者の経験では，高齢認知症患者では服薬当初に眠気，傾眠が出現することが少なくないので家族にはそれらの副作用を説明し，服薬後に不都合と思われる状態が出現したときにはただちに服薬を止めるよう伝えることが重要である．

感情安定薬としての薬効は，カルバマゼピンに比してやや弱い印象をもっているが，一部の患者では食欲への意欲を低下させる働きがみられることから，過食を示す認知症患者に使用すると食欲の制限を図ることができる場合もある．

「認知症疾患 診療ガイドライン2017」では，焦燥性興奮（agitation）に対して感情安定薬として，カルバマゼピンは効果を期待できるが，バルプロ酸の使用は推奨されていない，と記載されている．「かかりつけ医のためのBPSDに対応する向精神薬使用ガイドライン（第2版）」では抗てんかん薬に関する記載はない．

## 睡眠薬

認知症診療で介護家族や介護施設からしばしば相談を受ける，あるいは対策を求められる行動障害・精神症状BPSDとして睡眠障害があげられる．

## 認知症患者にみられる睡眠障害の病態

認知症患者にみられる睡眠障害として，睡眠相後退型と睡眠相前進型，不規則睡眠覚醒型の3つが代表的なものである 図15．睡眠相後退型では，入眠の時間が遅くなり，たとえば，深夜2時頃から入眠するので翌日の昼頃まで寝ていることが多い．睡眠相前進型では，夕食後の6時，7時頃から寝てしまい，深夜の3時，4時頃から起き出して家族を困らせる行動障害を生じるものである．極端な事例ではデイサービスから帰宅した午後5時頃か

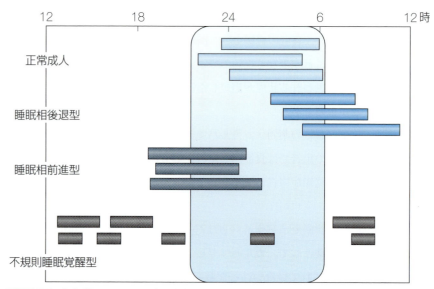

**図15** 認知症患者にみられる睡眠障害

ら寝てしまい，23時頃に起き出して深夜中起きている場合もある．不規則睡眠覚醒型は，数は少ないが1日のなかで睡眠と覚醒を短時間で繰り返すタイプと数日単位で繰り返すタイプがみられる．

　著者は睡眠障害を示す認知症患者を多数診療してきているが，認知症患者にみられる睡眠と家族の介護負担にはいくつかのタイプがあるように感じている．

① 認知症が進行しても睡眠覚醒リズムに変調をきたさず，日中は覚醒，夜間はおとなしく睡眠を取るタイプ．このタイプでは睡眠に関する家族の負担はなく，診察室でもその件で訴えることはない．認知症が高度に進展しても睡眠覚醒リズムに破綻を生じない患者は少なくない．
② 昼夜逆転をきたすタイプ．種々の原因によって昼夜逆転を生じるのであろうが，実臨床ではすでに昼夜逆転をきたした後に初診あるいは相談受診と

なる患者が多い．非薬物療法では睡眠覚醒リズムを是正することがすでに困難になっていることから対応が後手に回ることが多い．家族の介護負担は大きく薬物療法を援用せざるを得ない．
③ 夜間熟睡をするが日中もよく寝ているタイプ．日常診療でしばしば経験するタイプであり，アルツハイマー型認知症に特徴的な自発性の低下，意欲の減退，アパシー（無為・無関心）に起因する病態である．極端な事例では，食事のときに起きてくる以外にはほとんど床に入った状態を示し，総睡眠時間が20時間にも及ぶのではないかと思われる患者もみられる．おとなしく寝ているだけなので介護家族の負担は少ないともいえる．家族からの訴えは，日中もう少し活発にならないでしょうか，昼間起こしておく方法はありますかなどの相談が多い．
④ 数日まったく寝ずに起きており，その後に数時間から十数時間程度の睡眠を取り，再び数日覚醒しているタイプ．このタイプの数は多くはないが薬物療法が功を奏さず対応困難なことが多い．しかし，長年この状態が継続すると家族はそれに慣れてしまうのかあるいは改善を諦めてしまうことから診療で苦慮することは少ない．認知症が高度に進展した事例にみられることが多い．

## 睡眠衛生指導は認知症診療で有効か

「認知症疾患 診療ガイドライン2017」の「睡眠障害に有効な非薬物療法・薬物療法は何か」の項目では，午前の日光浴，身体活動，エクササイズ，午睡の制限とベッドタイムルーチンの構築，夜間の騒音や光の低減などの睡眠環境の改善が有効と記載されている．また，「睡眠障害の対応と治療ガイドライン（第2版）」でも同様の睡眠衛生指導が強調されている 表4 ．しかし，果たして認知症患者，とくに中等度以降に進展した患者にこれらの非薬物療法を施行することが可能であろうか，あるいは患者がこれらを行ってくれるであろうか．以下に認知症患者における睡眠衛生指導の実施の難し

### 表4 「睡眠障害の対応と治療ガイドライン」が勧める睡眠衛生指導（抜粋）
〔内山 真, 編. 睡眠障害の対応と治療ガイドライン（第2版）. じほう；2012〕

> 2. 刺激物を避け，寝る前に自分なりのリラックス法
> 3. 眠たくなったら床につく，就床時刻にこだわりすぎない
> 4. 同じ時刻に毎日起床
> 5. 光の利用でよい睡眠
> 6. 規則正しい3度の食事，規則的な運動習慣
> 7. 昼寝をするなら，15時前の20～30分
> 9. 睡眠中の激しいいびき，呼吸停止，むずむず感は要注意
> 12. 睡眠薬は医師の指示で正しく使えば安全

さを列挙する．

① 刺激物を避け，寝る前に自分なりのリラックス法とされるが，認知症患者本人だけでは有効なリラックス方法を思いつくことが難しい，家族がそれを指示してもそもそも患者自身が実行してくれない．

② 眠たくなったら床につく，就床時間にこだわりすぎない，同じ時刻に毎日起床とされるが，患者によっては夕食後にすぐに寝てしまい，深夜の2, 3時頃に覚醒し騒ぐ患者がみられる．起こさないといつまでも寝ている患者も少なくない．無理に起こそうとすると怒り出す，家族に暴力を振るう患者がみられる．

③ 光の利用でよい睡眠は有効であろうが，認知症患者は家族のいうように日光浴や散歩などを必ずしもしてくれない．

④ 規則的な運動習慣だが，認知症患者では自発性の低下，意欲の減退，無為などから運動をしてくれない，家族が強く勧めると逆に怒りだしてしまう患者がみられる．終日自宅でぼっとしている患者が多い．

⑤ 昼寝をするなら15時前に20～30分とされるが，認知症患者は時間に関

係なく寝てしまう．昼寝ではなく昼間睡眠で数時間寝てしまうことが少なくない．患者によってはデイサービスから帰宅した16時頃から数時間寝てしまうこともある．

結論を述べると，認知症診療では睡眠障害に対する睡眠衛生指導は効果を期待できない場合が多いのではなかろうか．もちろん，だからといって薬物療法が第一とはならないのは当然であるが，残念ながら認知症診療ではある程度の薬物療法を援用しないと介護する家族の身体的，精神的疲弊が増加するだけである．

## 実臨床で睡眠薬をどう選択し使用するか

ここでは，睡眠障害に対する薬剤としてベンゾジアゼピン系睡眠薬ならびに非ベンゾジアゼピン系睡眠薬，メラトニン受容体作動薬，オレキシン受容体拮抗薬に限定して解説する．

① ベンゾジアゼピン系睡眠薬

「認知症疾患 診療ガイドライン2017」，ならびに，「かかりつけ医のためのBPSDに対応する向精神薬使用ガイドライン（第2版）」いずれも睡眠障害に対してベンゾジアゼピン系睡眠薬の使用は推奨されないと述べている．しかしながら，実臨床では認知症の有無にかかわらずかかりつけ医の先生がたが最も使用しているのは，ベンゾジアゼピン系睡眠薬あるいは非ベンゾジアゼピン系睡眠薬であろう．近年，ベンゾジアゼピン系睡眠薬に対する評価は非常に厳しく，高齢者では，日中の眠気や認知機能の低下，健忘，めまいなどの出現頻度が高く，転倒や骨折などの有害事象の要因となることで日常生活動作ADLあるいは生活の質QOLの低下につながることが強調され，その使用は控えるべきであるとの意見が多いようである．

ベンゾジアゼピン系睡眠薬は，作用時間によって超短時間作用型と短時間

作用型，中間作用型，長時間作用型に分類されており，選択の基準は効果の強弱ではなく作用時間の長短に拠っている．著者は，ベンゾジアゼピン系睡眠薬の使用は可能な限り限定するようにしているが，使用するならば短時間作用型のブロチゾラム（レンドルミン®）と中間作用型のフルニトラゼパム（サイレース®）を単独あるいは併用することが少なくない．

② 非ベンゾジアゼピン系睡眠薬

　ベンゾジアゼピン系睡眠薬に比して，筋弛緩作用が弱いこと，耐性や離脱症状のリスクが低いことから最近は頻繁に処方されている薬剤群である．ゾルピデム（マイスリー®）とゾピクロン（アモバン®），エスゾピクロン（ルネスタ®）の3剤が使用可能であるがいずれも超短時間作用型に属する．

③ メラトニン受容体作動薬

　認知症診療では，単純な不眠に効果を期待できるかもしれないが，中等度以降に進展した認知症患者の睡眠障害や夜間の行動障害を伴う不眠などには効果を期待できないようである．「認知症疾患 診療ガイドライン2017」では，ラメルテオンは軽度から中等度のアルツハイマー型認知症を対象とした検討で効果を認めなかったと記載されている．

④ オレキシン受容体拮抗薬

　神経ペプチドのオレキシンは，睡眠覚醒調節において重要な役割を果たし，特に覚醒の維持を受けもっているといわれる．このオレキシン受容体を拮抗することで覚醒維持を遮断する働きをもつ薬剤がスボレキサント（ベルソムラ®）である．添付文書では，「成人にはスボレキサントとして1日1回20 mg，高齢者には1日1回15 mgを就寝直前に経口投与」とされる．発売当初は，15 mg錠と20 mg錠しかなかったが2016年12月から10 mg錠が利用できるようになっているので，高齢認知症患者では10 mgからの開始を考慮してもよい．

　高齢認知症患者にスボレキサントを使用した著者の経験では，適切な睡眠

の確保が得られる事例とまったく薬効を示さない事例，持ち越し効果が著しく翌朝の覚醒が困難な事例の3通りの薬効があるように感じている．服薬前に効果を予測することができないので，処方を開始してから効果を評価するしかない．15 mgで翌日まで睡眠効果が持ち越す事例では，10 mgに減量するとよいかもしれないが，著者は10 mgでの使用経験がないので明確な方針を述べることはできない．

### 参考文献
内山　真（睡眠障害の診断・治療ガイドライン研究会），編．睡眠障害の対応と治療ガイドライン 第2版．じほう；2012．

## 抗うつ薬

抗うつ薬はうつ・抑うつ症状に使用することになるが，アルツハイマー型認知症では，抑うつ症状を示すことは少ない印象を受けている．うつ・抑うつ症状といわれる多くはアパシー（無関心・無為）の可能性が高いのではなかろうか．著者は抑うつ症状と思われるアルツハイマー型認知症にしばしば抗うつ薬を使用しているが効果のみられる患者を経験したことはない．

アパシーに対する有効な薬物療法はあるのかと問われると返答に窮するのであるが，著者はコリンエステラーゼ阻害薬をトライすることが多い．アルツハイマー型認知症と診断した初診患者で自発性の低下，意欲の減退，無為が主体の患者，つまり，おとなしいタイプのアルツハイマー型認知症にはまずコリンエステラーゼ阻害薬を選択するようにしている．一部の患者では，元気が出てきた，口数が多くなってきた，今までしなかった家事を再び行うようになったなど活発さが戻ってくることがある．

「かかりつけ医のためのBPSDに対応する向精神薬使用ガイドライン（第2版）」では，抑うつ状態に対してSSRI（選択的セロトニン再取り込み阻害

薬）や SNRI（セロトニン・ノルアドレナリン再取り込み阻害薬）の使用を考慮してもよいと，記載されている．また，留意点として，三環系抗うつ薬は，認知機能の低下の副作用があるため原則使用しないと述べている．

「認知症疾患 診療ガイドライン 2017」では，「うつ症状に有効な非薬物療法・薬物療法は何か」とのクリニカルクエスチョン（CQ3B-4）で，抗うつ薬に関してはシステマティックレビューにおいて抗うつ薬の効果は不確実であると結論づけられている，と記載されている．さらに，SSRI の有効性ならびにミルタザピン（レメロン®，リフレックス®）の効果に関しても否定的な記述がなされている．

以前は，不安や焦燥感，不眠，夜間せん妄などに対してトラゾドン（レスリン®，デジレル®）を使用していたが，現在ではメマンチンがこれらの症状に対して効果を期待できることから，著者は最近トラゾドンを処方することが少なくなってきている．

## 漢方薬（抑肝散）

著者は，漢方薬に関しての知識をほとんどもっていないことから，ここでは抑肝散についての臨床経験のみを述べる．抑肝散は，メマンチンが発売される以前には，易怒性や軽度の興奮，不穏を示すアルツハイマー型認知症にしばしば使用してきた経緯はあるが，現在ではそれに代わってメマンチンを処方できることから，今は抑肝散を使用することはまずない．なぜならば，メマンチンで効果を期待できない事例では抑肝散を使用してもまず効果発現をみることがないからである．著者の外来に紹介されてくる患者のなかで抑肝散を使用されている患者を時折みかけるがいくつかの疑問を抱くことがある．

まず，なぜ抑肝散が使用されているのかわからない事例である．コリンエステラーゼ阻害薬に抑肝散 7.5 g 分 3 で併用されているが，家族から易怒性

などは全くみられず診断前からおとなしかったとの病歴を聴取すると，なぜ抑肝散が加わっているのかを理解できないことがある．アルツハイマー型認知症と診断されたら抗認知症薬に抑肝散を併用しなければならないとの誤ったプロモーションがなされた結果かもしれない．

また，抑肝散が杓子定規に 7.5 g 分 3 で処方された結果，抑制がかかった状態で受診してくる患者が時折みられる．そのような患者では抑肝散は抑制系薬剤として有効な働きをしているが処方量が過剰になっているのである．1 日 1 回 2.5 g のみの服薬などの工夫をしていきたいものである．

漢方薬といえども副作用がみられることも頭の隅においた処方をすべきである．著者は前医にて抑肝散を処方された結果，皮疹の出現した患者や低 K 血症をきたした患者を診療したことがある．

抑肝散を高齢認知症患者にみられる易怒性や軽度の興奮，不穏などに処方する際には，1 日 1 回 2.5 g を夕食後あるいは就寝前のみの服薬から開始したほうがよい．1 日 1 回 2.5 g でも効果を期待できる患者はみられる．

## 臨床メモ：抗精神病薬を処方する際の家族への説明のコツ

認知症患者が示す行動障害・精神症状 BPSD に抗精神病薬を使用する際，家族には以下のように説明するとよい．

「患者さんが示す症状に対して抗精神病薬を使用してみます．この薬は，患者さんの行動や思考などを抑える働きをするものです．したがって，妄想や暴力行為の軽減を期待できるかもしれません．処方に際していくつか注意することがあります．まず，これらの薬剤は認知症の治療に保険適用を取得していません．つまり，適用外使用となりますのでその点をご了承いただいたうえで処方を開始します．ついで，これらの薬剤は標的とする症状だけを抑えるのではなく，患者さんの行動や言動，思考など多くの機能を抑えてしまうことになります．自発的に行動しない，口数が少なくなる，よだれが出る，ふらつくなど多くの不都合な状態が出現する可能性があります．もし，そのような不都合な状態あるいは服薬前にはみられなかった状態が出現してきたときにはすぐに連絡をください．そして，服薬管理は必ずご家族が行うようにしてください．まず，少量から処方しますが，この量で効果がすぐに出てくるとは限りません．しばらく時間をかけながら用量を調節しつつ患者さんの示す症状の軽減を図っていきましょう」などと保険適用外の薬剤であること，有害事象の具体的な説明，症状軽減までには時間を要することなどをわかりやすく説明するようにしたい．

# 第4章 妄想（物盗られ妄想など）の治療

**事例** 物盗られ妄想が活発な75歳，女性，アルツハイマー型認知症

**標的症状** 物盗られ妄想

**対応のポイント**

1. 妄想（物盗られ妄想）とはどのような病態であるかを介護家族にわかりやすく説明することがその後の上手な介護，適切な対応につながる．
2. 妄想の訴えの頻度が少ない，あるいは妄想に支配された行動化がみられない場合にはしばらく経過観察とするのも選択肢のひとつ．
3. 妄想による家族の負担が大きい，あるいは行動化がみられる際には薬物療法の援用が必要になるかもしれない．

## 病歴と問診・診察，神経心理検査

　同居している嫁から病歴を聴取した．1年前から通帳や書類などのしまい忘れや紛失が多くなってきた．もの忘れは少しずつ悪くなってきているようである．6月（受診の4カ月前）に電話が通じないと騒ぎだしたが子機が充電されていなかった．このときに家族は「あれっ，おかしいな」と感じた．7月，来客からもらった品物を誰からもらったのかわからなかった．8月，物がなくなったと訴え始めた．お金や貴金属を知人が盗んでいくといって憤慨していた．その知人に何回も電話をして盗んだ物を返せと要求するので知人が困り果てている．最近は，同居の嫁がお金を盗んでいるのではないかとの疑いをもち始め嫁への攻撃性も出てきている．診察室でも患者は友人に物

を盗られた，盗まれたと盛んに訴え，最近は嫁も同様の行為をしているので信用できないと述べていた．改訂長谷川式簡易知能評価スケール（HDS-R）総得点は 14 点であった．

## 初診時診断とその後の治療方針

　記憶障害に日時に対する見当識障害，物盗られ妄想などがみられることからアルツハイマー型認知症の診断は容易である．本事例の問題点は，患者が訴える物盗られ妄想への対策である．

### ▶非薬物療法

① 物盗られ妄想がみられても患者が執拗に妄想を訴えない，実害があまりみられないときには，患者の訴えを傾聴し様子をみていくように家族を指導する．その際に重要なことは，物盗られ妄想はアルツハイマー型認知症では頻繁にみられる精神症状であること，妄想は訂正不能な誤った確信であることから説得や納得させようとする試みは効果を期待できないこと，経過に従って妄想は軽減，消失することが少なからずみられることをわかりやすく家族に説明することである．

② 非薬物療法だけでうまくいかない場合として，妄想の訴えが頻繁で介護家族の精神的な負担が大きい事例と妄想からの行動化（犯人と思っている人物に攻撃的な言動をする，あるいは暴力行為に及ぶ，警察に執拗に通報するなど）があげられる．たとえば，前者の例として，自営業で店先にて働いている嫁に対してその場で執拗に物盗られ妄想を訴える事例を経験している．嫁が接客中であることを患者に伝えても物盗られ妄想の訴えを止めず客の前で執拗に嫁を攻撃していた．後者では，犯人とされる人間や警察が事情を理解し納得してくれればよいが必ずしもそのようにならない場合も少なくない．

　本事例では，その後，自分はどこも悪くないといって 5 カ月ほど外来

受診を拒否，代わりに介護家族が薬だけを取りにきていた．初診から1年後，家族が健康診断に行こうと偽って外来に連れてきた．患者は，騙されて連れてこられたことに激怒しており診察もできない状態であった．このように医療機関の受診を拒否する患者の場合，無理に患者を診察することはない．状況をよく知る家族に来院してもらい，現在の状態と困ったこと，今解決しなければならないことを聴取しそれらの解決策を考えていけばよい．

③ 患者と犯人とされる人間との物理的な分離が図れると物盗られ妄想が軽減する場合が多い．たとえば，長男夫婦と暮らしている事例で長男の嫁に対して物盗られ妄想がみられるとき，別の兄弟姉妹の家に患者を預かってもらうことで妄想が軽減するかもしれない．あるいは，同居していても患者に日中デイサービスなどを利用してもらうことでその間だけでも犯人とされる家族との分離ができるので介護家族の精神的な負担は軽減できるだろう．

④ 物盗られ妄想を生じる要因のひとつに患者による通帳や財産の紛失を防止する，あるいはそれらの保全のために家族が患者の通帳や貴重品，財産などを預かったことから妄想に進展する事例を経験する．患者に通帳や金銭などを預かるからと断った後に預かってもそのことを忘れて家族に通帳や金銭を盗られたと訴えることもある．そのような事例では，物盗られ妄想を示す患者と家族の間で諍いが続くことになるが，患者の財産保全の目的を最優先とするならば，家族には多少妄想による負担を我慢してもらうしかないかもしれない．

### ▶薬物療法

① 物盗られ妄想に対して確実に効果を示す薬剤は存在しない．ある程度の効果を期待できる薬剤は抗認知症薬のメマンチン（メマリー®）か抗精神病薬のいずれかであろう．初診の患者で物盗られ妄想が比較的穏やかな場合

にはメマンチンが効果を期待できるかもしれない．メマンチンは，認知症症状の進行抑制を期待できる抗認知症薬であるが同時に易怒性や暴言，威嚇，不眠やそれに伴う夜間の行動障害，焦燥感などの軽減を期待できる薬剤である．さらに物盗られ妄想を始めとする妄想に効果がみられる事例も存在することから，向精神薬の使用に不慣れな先生がたの外来にて初診で妄想を示す患者にまずメマンチンをトライしてみるとよい．

② 抗精神病薬のどれを選択するかは難しいが，原則は非定型抗精神病薬のいずれかを処方することになる．まず，糖尿病の有無，あるいはその既往歴を確認することが必須である．クエチアピン（セロクエル®），ならびにオランザピン（ジプレキサ®）は糖尿病患者には絶対的禁忌である．その際にはこの2剤以外の非定型抗精神病薬を選択する．

## その後の経過

本事例ではまず，メマンチンの処方を開始した．10 mgに増量した段階で物盗られ妄想を含む言動がやや穏やかになってきた印象を受け20 mgまで増量し経過観察とした．しかしながら，2カ月後にはメマンチン開始前の状態に戻り，さらに，警察への度重なる通報や嫁に対する攻撃が増悪してきたことからクエチアピン25 mg夕食後の服薬を開始した（糖尿病のないことは確認済み）．

## TIPS 本事例における非薬物療法・薬物療法のコツ

① クエチアピンの処方手順を 図16 に示した．25 mg錠（事例によっては12.5 mg）を夕食後あるいは就寝前の服薬から開始し，症状の推移をみながら25 mgずつ増量していくとよい．

② 1日最大量を100 mg前後に設定すると不都合な副作用は発現しにくい

と思われる．服薬開始時に傾眠やふらつきがみられることがあるので家族にはそれらについて説明することを忘れないようにしたい．

● 初回投与 10mg 夕食後あるいは就寝前 1 回 細粒の場合

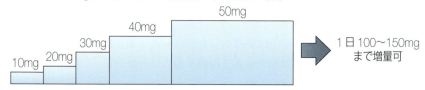

1 日 100～150mg まで増量可

● 初回投与 12.5mg 夕食後あるいは就寝前 1 回　錠剤の場合

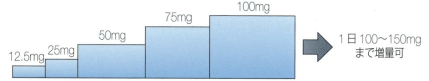

1 日 100～150mg まで増量可

● 初回投与 25mg 夕食後あるいは就寝前 1 回　錠剤の場合

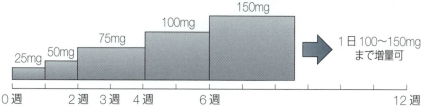

1 日 100～150mg まで増量可

図16　クエチアピン（セロクエル®）処方の手順

| 事例 | 夫と娘が性的関係をもっていると訴える64歳，女性，アルツハイマー型認知症 |

| 標的症状 | 妄想（浮気妄想，被害妄想） |

#### 対応のポイント

☞❶ 性的な妄想に関しては毅然とした態度で否定をしたほうがよい場合もある．肯定的に傾聴するよう指導するのは家族の精神的負担を増大させるだけである．

☞❷ リスペリドンが妄想の軽減に有効性を示すことがある．少量から開始し漸増が原則である．効果を確認できたら早めの減量から中止を心がけることを忘れないようにしたい．

## 病歴と問診・診察，神経心理検査

　もの忘れ外来受診2カ月前から，「近所の人間が鍵をつけて自分を自宅に入れないようにしている」，「外に救急車がきている，出ていかないといけない」，「夫が隣家の女性と浮気をしている」などといい始めた．寝ている夫の布団をめくって浮気している女性を捜す行動もみられる．2階で人の声が聞こえるといっては2階に駆け上がる．診察室で患者は，「家族みんなは口がうまいから，自分は虐められている」と家族に対して敵意を示していた．2年前の小脳梗塞によって失調性構音障害，右＞左上下肢に協調運動障害がみられる．MRIでは右側頭葉後部に外傷性脳損傷を認める．HDS-R は 23点，Mini-Mental State Examination（MMSE）は23点であった．

## 初診時診断とその後の治療方針

　病型診断を下すことが困難な事例である．妄想が主な症状であり，もの忘

れ症状はあまり目立たない．臨床像や神経心理検査から認知症なのか否かを判断することが難しい．より正確な診断を下すためには脳機能画像検査などを施行すべきであるが，病型の確定を留保し治療的介入を開始するのも選択肢のひとつであろう．本事例では，妄想によって家族内の関係が破綻しつつあることから，まず妄想の軽減を治療方針の基本とする．

## ▶非薬物療法

① 妄想に対する基本的な姿勢は，患者の訴えを肯定的に傾聴することである．「それは困りましたね」，「そうですか，物を盗られてしまいますか，大変ですね」などと相槌を打ちながら患者の訴えをきちんと聞いていますとの姿勢を家族が示すことが重要であると指導する．

② 妄想を訴える患者の背景には，不安感や焦り，恐怖心などが存在していることもあるので，患者が安心できる環境を作る，患者になんらかの役割を与えるなどの対応を指導するとよい．

③ 著者は，本事例の経験を通じて妄想の内容によっては毅然として否定をしたほうがよい場合もあるのではないかと考え直している．そう考えるきっかけは本事例の娘からの訴えである．「週に数回両親の介護で自宅を訪ねるのですが，母から，私と父がみだらな関係になっているだろう，2人が裸で抱き合っているのを知っているんだ！　と責められるのです．介護の本を読むと妄想を否定してはいけないと書いてあるのですが，私はどうしたらよいでしょうか」との相談を受けたからである．

　このような事例で妄想を安易に肯定すると，その後とんでもない事態に発展していく可能性が高い．さらに，否定も肯定もせず傾聴していると，患者によっては「返事ができないのは事実だからだろう」といわれるかもしれない．妄想の内容によってはきっぱり否定したほうがよい，否定すべきではなかろうかと最近著者は考え直している．配偶者が浮気をしている，隣人が自宅に侵入して物を盗んでいくなどの訴えがみられるときには

患者の訴えをはっきり否定したほうがよい．ただし，否定した後の状況として，患者の世界では家族は自分のいうことを信用してくれない，との思いから家族や周囲の人々と患者との関係が緊張状態になることも少なくない．それでも否定すべき妄想は否定したほうがよいと著者は考えている．

### ▶薬物療法

① 妄想を標的に使用する薬剤は，メマンチン（メマリー®），あるいは抗精神病薬である．後者としては非定型抗精神病薬を優先して選択するとよい．糖尿病があるならば，クエチアピン（セロクエル®）とオランザピン（ジプレキサ®）は禁忌であり，リスペリドン（リスパダール®），あるいはペロスピロン（ルーラン®）などを選択する．

② どの非定型抗精神病薬を選択したらよいかの基準はないことから，各薬剤の特徴や禁忌などを勘案し薬剤を選択，処方しながら使い分けを考えていくべきであろう．

## その後の経過

本事例では，家族が病態を理解し環境整備を行うことで3カ月ほど経過をみていたが，その後，浮気妄想で夫を終日責める，なじる，ときに暴力行為に及ぶ状態に進展してきたことから抗精神病薬の使用を開始した．身体疾患の治療薬に対しても拒薬がしばしばみられることからリスペリドン内用液1 mg/mLを開始した．事の是非は別にして家族は患者に黙って服薬させているようである．2週後の診察では，易怒性は軽減し妄想の訴えも少なくなってきているとのことであった．服薬量を半分に減らすよう指示，さらに，状態にて隔日投与から中止をするよう伝えた．5カ月後，リスペリドンは中止になっているが妄想の訴えはたまにみられる程度である．

## TIPS 本事例における非薬物療法・薬物療法のコツ

① リスペリドンは，認知症でみられる妄想に対して比較的効果を期待できる薬剤である．0.5 mg あるいは 1 mg を夕食後または就寝前の服薬から開始し，0.5 mg ずつ増量するとよい 図17．傾眠やふらつきを生じる可能性があるので日中の服薬は避けたほうがよい．1日最大用量を 2 mg 前後に設定する．

② 拒薬がみられる患者に対して，事の是非は別にしてリスペリドン内用液を味噌汁などに混ぜ患者に黙って服薬させている家族がみられる．本来，患者の同意を得ることなく服薬させることは倫理的な問題を孕むことになり非難されることが少なくない．しかしながら，家族の精神的負担を考えるとこの服薬方法は不適切なので止めなさいとなかなか医師からい

● 急速に鎮静を行うとき

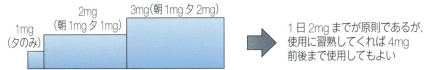

1日 2mg までが原則であるが，使用に習熟してくれば 4mg 前後まで使用してもよい

● 初回投与 1mg から開始するとき

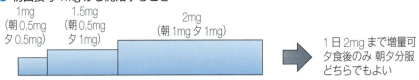

1日 2mg まで増量可
夕食後のみ 朝夕分服
どちらでもよい

● 初回投与 0.5mg から開始するとき　夕食後あるいは就寝前のみ服薬

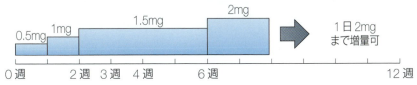

1日 2mg まで増量可

図17 リスペリドン（リスパダール®）処方の手順

い出しにくいのが現実である．

③リスペリドン開始後に注意しなければならない病態は行動や言動の抑制がかかりすぎる過鎮静である．標的症状の軽減などの効果以上に動かなくなった，しゃべらない，歩けないなどの状態がみられる際には減量あるいは中止を考慮すべきである．嚥下障害にも気をつけたい．著者は，リスペリドンの服薬によって誤嚥性肺炎を惹起し不幸な転帰をたどった事例を数例経験している．

④標的症状の軽減が図れたならば，3カ月前後継続した後に漸減から中止をしていくのが原則である．家族によっては「週1回だけ服薬させています」，「状態にて不定期に服薬させています」などの対策を講じていることもある．

妄想（物盗られ妄想など）の治療

**事例** 浮気妄想で家族が困っている 82 歳，女性，アルツハイマー型認知症

**標的症状** 妄想（浮気妄想）

### 対応のポイント

👉① 妄想に対する原則はその訴えを否定せず傾聴すること．しかし，妄想の内容によっては毅然として否定することが必要な事例もみられる．

👉② 妄想の軽減にメマンチンの使用も選択肢のひとつ．非定型抗精神病薬は糖尿病の有無を確認した後に注意しながら使用する．

## 病歴と問診・診察，神経心理検査

　もの忘れ外来受診の 8 カ月前から，自宅内に見知らぬ人間がきている，自分が以前から心に秘めていた A さんが嫁と浮気をしている，他人にはみえないが 2 人は魂同士で結びついているといい始めた．激高して深夜に壁をどんどん叩く行動もみられる．精神科病院にてレビー小体型認知症と診断され，リスペリドン（リスパダール®）1 mg が処方されたが動作緩慢が出現し，3 週後に 0.5 mg に減量された．現在，自力歩行ができず自宅内を這って移動している．10 年くらい前から外出したがらない状態であった．もの忘れは目立たず，症状の動揺性もない．糖尿病の既往あり．神経学的には，車いすの状態で両下肢に中等度筋強剛がみられる．上肢の筋緊張に異常はなく振戦もみられない．HDS-R は 13 点であった．

## 初診時診断とその後の治療方針

　嫁と実在しない人間が浮気をしているとの浮気妄想が主体の認知症であり，レビー小体型認知症の可能性が考えられる．病歴では 10 年前から活発

さが減退し自宅内でも数mしか歩けない状態であったことから運動障害に関してはパーキンソン症状と考えるべきか否かの判断は難しい（ダットスキャンは健常型であった）．アルツハイマー型認知症の進行した事例，あるいはレビー小体型認知症の両者を想定した治療を考えるとよい．本事例では，病型診断にこだわるよりも家族が辟易している妄想の軽減を最優先とすべきである．

## ▶非薬物療法

① まず行うことは，家族に現在の病態をわかりやすく説明することである．妄想は訂正不能の誤った確信であるから，患者の訴えを正す，説得するなどの対応は不適切なことを強調する．患者が訴える妄想に対して家族が許容できる範囲ならば傾聴する姿勢が大切であると伝えることが求められる．

② 介護に関する書籍の多くでは，「妄想を否定してはいけない，肯定的な傾聴が重要である」，「妄想に対しては肯定も否定もせず傾聴すべきである」などと記載されている．著者は，この考え方には必ずしも賛成しない．妄想の内容によっては否定すべきあるいは否定したほうがよい事例も存在する．たとえば，隣人が自宅に侵入し物を盗んでいくなどの妄想は否定しないと，その後の状況はさらに悪化するかもしれない（隣人に暴力を振るう，警察に通報するなどの行動につながる）．否定したほうがよいあるいは否定すべき妄想は否定するよう家族を指導するほうがよいのではないかと考えている．問題は，その否定の仕方である．頭ごなしに患者の訴えを否定するのではなく，患者の訴えを傾聴しながらやんわりとその考え方には誤りがあるのではないか，異なった考え方もあるのではないかなどと伝えながら，患者の訴えとは違う方向に考え方を導いていけるとよい（実際にはなかなか難しいが）．

③ 妄想を訴える患者と犯人とされる家族との物理的な分離が可能ならば，そ

の指導を行うのもよい．たとえば，患者に毎日デイサービスを利用させることで日中家族との分離ができれば，その間は家族が妄想で苦しむことはない．

④患者の示す妄想によって介護家族の精神的負担が大きい，患者自身あるいは周囲の人間に身体的危険が迫るときには非薬物療法とともに薬物療法を開始することを躊躇してはならない．たとえば，物盗られ妄想を訴える患者が妄想で犯人と思い込んでいる嫁に対して終日責める，さらに，暴力行為に及ぶ場合には非薬物療法だけでは嫁の介護負担を軽減することはできない．

## ▶薬物療法

①本事例では，すでにリスペリドンが処方されているが，以前から存在していた運動障害をより悪化させていることは明らかである．錐体外路徴候が発現していることから，まずリスペリドンを中止する．認知症でみられる妄想の軽減には，非定型抗精神病薬が有効性を期待できるが，本事例ではリスペリドンで不都合な状態を呈していることと糖尿病の既往があることから薬剤選択が難しい．クエチアピン（セロクエル®）とオランザピン（ジプレキサ®）は糖尿病患者には使用禁忌である．

②今まで抗認知症薬が処方されていなかった事例では，認知症症状の進行抑制効果とともに患者の行動や感情，言動の安定化を期待できるメマンチン（メマリー®）をトライする選択肢があげられる．メマンチンは，妄想を一義的に抑える薬剤ではないが，事例によっては妄想の訴えを軽減できる可能性があるからである．

## その後の経過

リスペリドンを中止し，メマンチン5mg夕食後服薬から開始し増量していった．2週後，リスペリドン中止で動作緩慢は改善し表情に張りが出てき

た．また，妄想を訴えることもなくなった．易怒性も消失し機嫌のよい日々が続いていた．しかし，メマンチン開始4カ月後，家族（嫁）から「目がつり上がり表情が怖い，妄想の男性が現れ私といちゃついているといって物を投げる，深夜に私たちの寝室にきては，私がいることを確認する，会話が成立しない，イライラして大声を上げるので夜間睡眠ができない」と妄想の再燃を訴えられた．介護家族が夜間寝られない，妄想の再燃で負担が大きいことからメマンチンになんらかの抑制系薬剤を追加することを考えざるを得ない．以前の使用で不都合な状態を呈したことから，処方にやや不安を感じたがリスペリドン0.5 mgを再開した．1週後，易怒性は軽減したが妄想の訴えに変化はないことから，1 mgへの増量を指示した．その後，嫁がいることを確認する行動に変化はないが妄想の訴えや独語は消失した．身体的にはリスペリドン再開前と変化はなかった．

## TIPS 本事例における非薬物療法・薬物療法のコツ

① メマンチンは，妄想軽減に必ずしも効果を示すわけではないが，著者の経験では，患者によっては妄想の著しい軽減あるいは消失を期待できることがあることから，認知症症状の進行抑制効果とともにまず使用を考慮すべき薬剤である．メマンチンによって妄想が一時的に軽減した後，再燃した際には抗精神病薬を使用せざる得ないことが多い．抗精神病薬を使用するときには，糖尿病の有無が薬剤選択の基準のひとつになる．
② リスペリドンを使用する際には，まず0.5 mg夕食後の服薬から開始する．初回0.5 mgで1〜2週間経過を注意深く観察するようにしたい．標的症状の推移を観察しながら0.5 mgずつ増量し1日最大量を2 mg前後に設定する．
③ 非定型抗精神病薬のなかで頻度は少ないがリスペリドンは最も錐体外路

徴候が出現しやすい薬剤である．表情の乏しさや動作緩慢，嚥下障害，易転倒性などがみられるときには減量から中止すべきである．また，誤嚥を生じる危険性が増大するので家族にその点も充分説明しておくことが重要である．

④ 本事例では試みなかったが，その後の臨床経験からペロスピロン（ルーラン®）が高齢認知症患者の妄想や幻覚に対して有効性を期待できる印象を著者はもっている．糖尿病を伴う認知症患者にみられる妄想や幻覚に対しては，非定型抗精神病薬としてリスペリドン以外にペロスピロン，あるいはアリピプラゾール（エビリファイ®）が選択肢としてあげられる．

# 第4章

**事例** 浮気妄想により妻や娘に暴力を振るう66歳，男性，アルツハイマー型認知症

**標的症状**　浮気妄想，暴力行為

### 対応のポイント

① 患者が訴える妄想の内容（浮気妄想）によっては，その妄想を否定するほうがよい場合もある．問題はその否定の仕方である．

② 妄想に対し抗精神病薬を使用する際の具体的な選択基準や維持量などに関して明確な基準はない．ある薬剤を使用し効果の有無をみながら継続あるいは他剤への変更を考えるようにしたい．

## 病歴と問診・診察，神経心理検査

　64歳時にアルツハイマー型認知症と診断し，ドネペジル（アリセプト®）5mgが開始された．その1年後から妻に対する浮気妄想が出現してきたことからメマンチン（メマリー®）を追加した．メマンチンの追加で患者の妄想は一時軽減していた．しかし，数カ月後，以下は同居している娘の手紙である．「○○日朝6時半に父（患者）が母の首根っこを掴んで怒鳴っているので2階から私たち（娘夫婦）が下りていくと，父が母と自分の夫（婿）が浮気をしていると怒っていた．私がその様子をあとで父に理解してもらおうと考えビデオカメラを父に向けたところ，父が私の腹部を蹴る，殴るなどの暴行を加えた．私が痛みで苦しんでいるのを意に介さず，さらに浮気のことで母と婿を責めていた．その後も『妻と寝ただろ！』と何回も私たち夫婦を責める日々が続いている．母の部屋に婿がいないかと何回も確認する，深夜に2階の私たち夫婦の部屋を覗いて母がいないかと探す行動も頻繁なので私たちは夜寝られないことが多い．現在の薬は弱いように感じます．もっ

と強い薬で妄想や暴力を抑えてください」．浮気妄想ならびにそれに起因する暴力行為への相談である．

## 初診時診断とその後の治療方針

　すでにアルツハイマー型認知症と診断されドネペジルとメマンチンが処方されている事例である．現在の問題は妻への浮気妄想とそれに基づいた暴力行為である．妻と娘夫婦の精神的負担は大きく，早急に症状の軽減を図りたい事例といえる．

### ▶非薬物療法

① 妄想を否定しない，患者の訴えを共感しながら傾聴する姿勢は認知症介護では原則とされる．一般的にはこのような介護指導を行うべきであるが，本事例では妻と婿が性的関係にあるとの浮気妄想を明確に否定しないとその後の事態はさらに悪化の方向に進んでいく可能性が高い．否定をしないことは患者にとって事実であると受け止められることになり，場合によっては刃物沙汰になる可能性もある．浮気妄想や隣人が自宅に侵入し物を盗むなどの妄想は否定をしたほうがよい，否定すべきであると指導するようにしたい．
② 問題は否定の仕方である．患者の訴えを頭から否定するのではなく，患者の訴えを傾聴しながら，それは事実と異なるのではないか，勘違いがあるのではないかなどと伝えながら患者の訴えに異議を唱えるような接し方をしたほうがよい．
③ いずれにしても患者の訴えを否定することで，患者は自分の意見を聴いてくれないとの思いを抱く可能性が高い．否定する前に比してより状態は悪いほうに向かうかもしれない．それでも否定すべき妄想は否定をし，その後の介護を考えていくほうがよいと著者は考えている．本事例のように妄想から暴力行為に進展している事例では，選択すべき非薬物療法は少な

い．患者夫婦と妄想の対象になっている娘夫婦が別居できるならば，患者の妄想は軽減する可能性もあるが実際にその選択は困難な場合が多い（そもそも分離が可能ならばすでに実行されており，さらに，それで妄想が軽減するならば医療機関に相談受診をすることはない）．

### ▶薬物療法

① メマンチンはすでに使用されていることから，妄想の軽減を期待できる薬剤は抗精神病薬であろう．どの薬剤を選択するかの明確な基準はないが，副作用の少なさなどの視点から非定型抗精神病薬が第一選択になるかと思われる．病歴から糖尿病の既往がないことを確認し，クエチアピン（セロクエル®），あるいはオランザピン（ジプレキサ®），リスペリドン（リスパダール®）などの使用を考える．糖尿病が存在するならば，前二者は使用禁忌である．
② 本事例では，抗てんかん薬や漢方薬（抑肝散など），ベンゾジアゼピン系抗不安薬は効果を期待できないので使用すべきではない．

## その後の経過

オランザピン 2.5 mg 就寝前の服薬から開始した．1週後，妻によると，服薬開始2日目から夜間はごそごそする程度になり，さらにその後は，夜間寝るようになった，妄想的な訴えはまったくなくなったとのことであった．オランザピンが効果を示しているようなので，2.5 mg で継続しながらその後の経過をみているが，浮気妄想はたまにみられるがその訴えは短時間で済むようになり，夜間もおとなしく寝ている．家族を悩ませる症状が軽減してきているので半年後にはオランザピンの服薬を中止した．薬剤の中止に対して妻が症状の再燃をとても恐れていたことから，オランザピンを10錠ほど処方し再燃時には服薬を再開するよう伝えたところ妻は服薬中止を納得した．

# 本事例における非薬物療法・薬物療法のコツ

① 本事例では，オランザピンの使用で患者の妄想や暴力行為の軽減を図れたが，実臨床で妄想や暴力行為に薬物療法を選択する際，どの抗精神病薬が効果を示すのかを服薬前に判断することは難しい．本事例でも非定型抗精神病薬ではなく定型抗精神病薬のチアプリド（グラマリール®）の服薬でも効果を発揮したかもしれない．どの抗精神病薬が確実に有効性を示すのかを呈示することは困難なことから，ある薬剤を試みて1〜2週の経過観察をし効果がなければ別の薬剤に変更しながら症状の推移をみていくしか方法はないようである．

② 図18（図13再掲）は，実臨床で選択されることが多い非定型抗精神病薬とその標的症状を示したものである．選択する際の第一の原則は糖尿病

|  |  |
|---|---|
| ① 糖尿病がある，糖尿病の既往<br>② 早急に鎮静を図りたいとき<br>③ 暴力行為が活発なとき<br>④ 患者あるいは周囲に身体的危険が迫るとき | リスペリドン（リスパダール®） |
| ① 糖尿病がある，糖尿病の既往<br>② 比較的高齢な患者<br>③ 妄想や幻覚が目立つ<br>④ 不安症状が強い | ペロスピロン（ルーラン®） |
| ① 症状軽減まで少し時間に余裕がある事例<br>② 易怒性や暴言が比較的軽度<br>③ 睡眠障害 | クエチアピン（セロクエル®） |
| ① 睡眠障害に伴う夜間の行動障害<br>② 暴力行為を早急に軽減したい<br>③ 脱抑制が目立つ | オランザピン（ジプレキサ®） |

図18 非定型抗精神病薬4剤の選択基準（著者の私見）

の有無であり，ついで症状の緊急性である．クエチアピンとオランザピンは糖尿病患者には禁忌である．暴力行為が目立ち早急に症状の軽減を図りたい事例にはリスペリドンあるいはオランザピン，暴言や威嚇が主でたまに暴力行為がみられ症状軽減まで少し待ってもよい場合にはクエチアピンを選択するとよい．

③抗精神病薬を使用する際には1日1回夕食後あるいは就寝前の服薬を原則とする．副作用として傾眠やふらつきなどが出現することもあるので処方初期は日中の服薬を避けるようにしたい．いずれの薬剤もごく少量から開始し，漸増しながら家族あるいは周囲の人々がなんとか我慢できると考える用量を維持量とする．

# 妄想（物盗られ妄想など）の治療

**事例** 注察妄想，物盗られ妄想が活発な80歳，女性，認知症を伴わない妄想・幻覚

**標的症状** 妄想，幻覚

### 対応のポイント

 認知症を伴わない妄想・幻覚という病態があることを忘れないようにしたい．そのなかに遅発性パラフレニーという病態がみられる．

 非定型抗精神病薬のペロスピロンが高齢者の妄想や幻覚の軽減に効果を期待できることがあるので一度は試みてもよい薬剤である．

## 病歴と問診・診察，神経心理検査

　同居している娘からの病歴．77歳頃から近所の人間に監視されている，お金や食物を盗まれるといい始めた．自宅の裏に住んでいる夫婦が電気のような道具で天井を叩くともいう．物音がするのでその人によばれている，自分の悪口があちこちから流れてくる，近所の人が自宅に侵入してくると訴え，最近は自室に引きこもることが多い．近隣の住人とは挨拶をする程度でほとんど交流はない．もの忘れはあまり気にならず，金銭管理や買い物，家事全般に支障はない．患者本人に状態を尋ねると，「もの忘れは気にならないが，後方からつけられたり見張られたりしている感じがする，振り返っても誰もいない」という．

　身体的に問題はなく神経学的に巣症状はない．MRIでは局在病変を認めない．神経心理検査では，HDS-Rは29点，MMSEは30点，FAB（前頭葉機能検査，Frontal Assessment Battery）は12点でいずれも好成績を示していた．

## 初診時診断とその後の治療方針

　病歴では注察妄想と物盗られ妄想はみられるが日常生活にまったく支障はない．神経心理検査も好成績を示しており，認知症には進展していないと判断される．老年期に至って妄想や幻覚だけが発現するがその他の認知機能には支障がない一群の病態が観察される．そのなかで精神医学的な位置づけは充分確立していないが遅発性パラフレニーという概念がみられる．臨床的特徴は，妄想あるいは幻覚を主徴し記憶や思考障害，人格の崩れは目立たず，妄想などの病的体験に支配されない限り社会的な機能低下は目立たない．発症年齢は通常 60 歳以後といわれ女性に多く，独身，難聴，独居，病前性格の偏向などを背景として発症することが多いとされる．妄想や幻覚があっても家族や周囲の者が許容できるならばあえて薬物療法などを介入させる必要はない．薬物療法は，家族や周囲の者が妄想や幻覚の訴えに耐えられない，あるいはこれらに支配された結果として困る行動障害がみられる場合に考慮すべきである．

### ▶非薬物療法

① まず行うべきことは，妄想や幻覚の訴えに戸惑っている家族に現在の患者の病態をわかりやすく説明することである．たとえば，背景にアルツハイマー型認知症が存在しそれに起因して妄想や幻覚を生じている場合には，アルツハイマー型認知症とはどういう病気なのか，それに伴って妄想や幻覚が部分症状としてみられる場合があること，妄想や幻覚への対応の仕方などを説明するとよい．一方，本事例のように認知症を伴わない幻覚・妄想，あるいは遅発性パラフレニーはなかなか説明しづらい病態であるが前記の内容を家族に説明するとよい．

② 妄想があってもそれによる周囲への迷惑行動などがなければ患者の訴えを傾聴することで経過をみていけるかもしれない．家族には患者の訴えを否

定しないように伝え，さらに，きちんと聴いていますとの態度で患者の訴えを受け止めるよう指導する．
③ 環境の変化によって妄想が軽減する場合もある．たとえば，隣家から何かされていると訴える場合には，転居によって妄想の対象となる隣家と物理的に離れることになるので妄想が軽減する可能性がある．著者の経験した事例で隣家との境界線で妄想を抱いていた事例（隣家が患者宅の敷地に1mほど侵入してきているとの妄想で隣家に攻撃を向けていた）では，患者が転居し息子一家と暮らすことで妄想の訴えが消失した．

### ▶薬物療法

① 遅発性パラフレニーは高齢発症の統合失調症との異同もいわれることから，妄想に対して抗精神病薬が効果を期待できるかもしれない．選択すべき薬剤はまず非定型抗精神病薬であろう．
② 認知症診療を経験するなかで著者は最近，ペロスピロン（ルーラン®）が高齢認知症患者にみられる妄想や幻覚に効果があるのではないかと感じてきている．ペロスピロンは，1回4mgを1日3回から開始し徐々に増量すると添付文書には記載されているが，認知症診療では1回4mgを1日1～2回での服薬から開始するのがよい．他の非定型抗精神病薬に比して眠気などの副作用の発現は少ないようである．

## その後の経過

　ペロスピロン4mgを就寝前1回の服薬から開始した．10日後の診察では，幻聴は軽減してきておりおかしなことをいうことも少なくなったと家族は述べていた．患者本人も薬で変な気持ちが減ってきているとのことであった．その後4カ月間は妄想や幻覚の訴えはほとんど聞かれなくなっていたが，その後再度誰かが何かいっているのが聞こえるなどの幻聴が活発化し，さらに，呼吸ができないとの訴えがみられ始め，夜間は2時間しか睡眠が

できない状態が継続するようになり，ペロスピロン4mgを朝夕食後の服薬（1日8mg）に変更しフルニトラゼパム（サイレース®）2mg就寝前の服薬を追加した．睡眠薬の追加で夜間の睡眠の確保は可能になり妄想や幻聴の訴えも軽減してきていることから同居の娘はだいぶ楽になったと述べていた．1年後，患者は受診を嫌がっているが娘によると妄想や幻聴は完全には消えないがなんとか対応可能とのことでペロスピロン8mgとフルニトラゼパム2mgで経過をみている．

## TIPS 本事例における非薬物療法・薬物療法のコツ

① 著者は，最近ペロスピロンを認知症患者の妄想や幻覚を標的に使用することが多い．少量ならば鎮静効果はリスペリドンやオランザピンほど強力ではない印象もあり，行動抑制の発現なく妄想や幻覚の軽減を期待できるのではないかと考えている．
② 処方は1回4mgを1日1回あるいは2回の服薬から開始するのがよい．症状の推移をみながら1日量として12～24mg前後を指標としている．1日3回の服薬が望ましいが服薬介助をする家族の状況などを勘案し1日2回でもよいと思われる．
③ ペロスピロンは，ハロペリドール（セレネース®）やクエチアピン（セロクエル®），リスペリドン（リスパダール®）とともに器質的疾患に伴うせん妄・精神運動性興奮・易怒性に対して処方した場合，当該使用事例として審査上認めるとの審査情報提供がなされている（2011年）．保険病名として上記を併記することで保険請求では問題はないとされている．
④ 著者は，ペロスピロンの使用経験が十数例しかなく，かつ使用している用量もそれほど大量ではないことから，眠気やふらつき，転倒，嚥下障害などの副作用を経験したことはほとんどなく，他の抗精神病薬よりは

使いやすい印象をもっている．しかしながら，抗精神病薬であることに変わりはないので処方ならびに経過観察に際しては慎重でなければならないことは当然である．

### 参考文献

Roth M. The natural history of mental disorder in old age. J Ment Sci. 1955; 101: 281-301.

# 第5章　幻覚の治療

**事例**　アリセプト®を服用しているが幻聴が軽減しない86歳，女性，レビー小体型認知症

**標的症状**　幻聴

### 対応のポイント

1. レビー小体型認知症でみられる幻視や幻聴にアリセプト®が著効する事例が多い．
2. アリセプト®を服薬しても幻覚が軽減しない事例でも可能ならばアリセプト®のみで経過をみるようにしたい．経過に従って幻覚の軽減を期待できる事例がみられるからである．

## 病歴と問診・診察，神経心理検査

　外来受診の3カ月前，夜間に中途覚醒し孫がきている．日中車に乗っているときに路上にたくさんの人形が立っているといい張ったことからかかりつけ医よりドネペジル（アリセプト®）5mgの処方が開始された（病名は告げられず）．これ以前にも誰かがきているのではないかということはしばしばあった．もの忘れは目立たない．睡眠中に寝言がみられ誰かと喧嘩をしているかのように大声を出す．症状に動揺性はみられない．診察では，四肢の筋緊張は正常でパーキンソン症状は認められない．HDS-Rは23点であった．

## 初診時診断とその後の治療方針

　一過性の幻視と実態的意識性（誰かがいる気配がする意識），レム睡眠行動障害はレビー小体型認知症を考えさせるが，記憶障害を始めとするもの忘れ症状やパーキンソン症状は目立たず症状に動揺性も認めない．ドネペジルを継続して服薬しているが，実際にはきていない孫が訪ねてきた，テレビから雑音が聞こえてくるので寝られない，娘夫婦が深夜大声で喧嘩をしている声が聞こえるといって娘夫婦の寝室を開けるなどの症状に変化はなかった．

### ▶非薬物療法

① レビー小体型認知症でみられる幻視や幻聴について，患者なりに実際にはみえていないかもしれない，本当は何も聞こえていないのではないか，自分自身のほうに問題があるのではないかとうすうす感じている場合も少なくない．病感あるいは病識が存在する事例ともいえる．そのような事例では，脳の機能の低下によって幻視や幻聴がみられていることを説明し患者がある程度納得できるとその後の対応は容易になる．一方，患者が幻視や幻聴の存在について確信をもっている場合には，それを否定する接しかたは逆に患者の精神状態の悪化を招く場合が多いので避けるべきである．患者が示す幻覚への確信度によって対応を適宜変更していくよう家族を指導するとよい．

### ▶薬物療法

① レビー小体型認知症と診断した事例には，認知症の進行抑制を目的に保険適用を取得しているアリセプト®の処方を開始するのが原則である（2014年9月より保険適用．4年経ると後発品も使用可能となる予定）．また，レビー小体型認知症でみられる幻覚や妄想にもアリセプト®が著効を示すことが多く，3 mgの段階で幻視の軽減から消失を認める場合も

少なくない．しかし，本事例ではこれらに対してアリセプト®の効果がみられていないといえる．

②問題はアリセプト®の使用によっても幻覚や妄想が軽減しない際のその後の方針である．家族が幻視や妄想に対して許容できると述べるときには経過をみるよう伝えるのがよい．しかしながら，家族が幻覚や妄想に対して薬物療法を希望する場合には，なんらかの薬剤を選択せざるを得ない．レビー小体型認知症の臨床診断基準（2017年改訂版）にも記載されているクエチアピン（セロクエル®）を第一選択薬として考えることになるが，クエチアピンとオランザピン（ジプレキサ®）は糖尿病患者には禁忌なことから糖尿病を伴うレビー小体型認知症にはそれら以外の薬剤を選択する．その際にはリスペリドン（リスパダール®），あるいはペロスピロン（ルーラン®），アリピプラゾール（エビリファイ®）などの非定型抗精神病薬が選択肢となる．

## その後の経過

本事例では，かかりつけ医から，行動障害（隣家に男がきて口論するのでうるさいと隣家に文句をいいにいった，娘夫婦が大声で喧嘩をしていると娘夫婦の寝室に深夜押しかけるなど）を標的にエチゾラム（デパス®）やラメルテオン（ロゼレム®），抑肝散が処方されていたが，いずれも効果はみられなかった．初診から半年後，夜間睡眠中に怒っているように大声を出す，四肢をばたばた動かす行動がみられるレム睡眠行動障害の増悪が認められたことからクロナゼパム（リボトリール®，ランドセン®）0.3 mg 就寝前服薬を開始した．2週後，変な夢をみなくなり熟睡できるようになった．クロナゼパムの開始で幻聴は以前に比して著明に改善し，それに伴う行動障害もみられなくなった．患者は，小さい声が聴こえることもあるが苦になる状態ではないと述べていた．クロナゼパムは，幻覚や妄想の軽減を期待できる薬剤ではないが，本事例ではレム睡眠行動障害の治療とともに副次的に幻聴の

軽減も認められた．その後，半年ほど状態は安定していたが，再び幻視や妄想，独語などが出現してきたことからペロスピロン（ルーラン®）4 mg の就寝前服薬を併用開始した．ペロスピロンの併用によって幻覚の軽減を認めたことから，しばらくは 4 mg 就寝前の服薬を継続している．その後，症状の推移をみながら朝食後に 4 mg の服薬を追加している．

## TIPS 本事例における非薬物療法・薬物療法のコツ

① レム睡眠行動障害には，クロナゼパムが著効することが多いので第一選択薬として使用する．細粒を使用すると用量の微調整をしやすい（リボトリール®は 0.1％と 0.5％の細粒あり）．処方の手順として，初回量 0.3 g（0.1％の細粒ではクロナゼパムとしては 0.3 mg）を就寝前に服薬するよう指示する．2 週前後に診察し効果がみられないときには 0.2 g を増量する．効果を期待できる事例では，0.3〜0.5 g 前後で大声を出さなくなった，熟睡できるようになった，睡眠中に変な夢をみなくなった，行動障害が軽減したと患者ならびに家族からいわれることが多い．

② クロナゼパムの副作用として，傾眠やふらつき，全身倦怠感などがあげられる．これらの副作用は就寝前の服薬で軽減できるが，翌日まで持ち越し効果がみられると服薬継続が困難となるかもしれない．レビー小体型認知症でみられるレム睡眠行動障害に使用した著者の経験では副作用が出現する事例は非常に稀である．

③ 多くの事例では 0.5 g までの増量にて効果発現を期待できるが，依然として効果がみられない場合には，さらに 0.2 g ずつ増量していくとよい．1 日最大量としてどこまで使用するかの目安はないが，1 日 1.0 g までで効果がみられない場合にはそれ以上増量しても効果発現を期待できないかもしれない．その場合には他剤への変更を考慮したい．

④ ペロスピロンは，高齢者にみられる幻覚や妄想に対して比較的効果を期待できる薬剤ではないかと著者は考えている．半減期が短いことから1日3回の服薬とされるが，認知症診療で使用する際には，1日1回夕食後あるいは就寝前の服薬で効果を期待できることが少なくない．夕食後あるいは就寝前の服薬だけでは効果が乏しいときには，朝食後にさらに4 mg を追加することもあるが，1日最大量は 8～16 mg までに留めておいたほうがよい．16 mg 前後まで増量しても幻覚や妄想の軽減を図れないときには他剤に変更するようにしたい．

# 第 6 章　暴言，暴力行為の治療

> **事例**　夫に噛みつくなどの暴力行為がみられる 78 歳，女性，アルツハイマー型認知症

> **標的症状**　暴力行為

> **対応のポイント**
>  患者の財産保全や身体的危険を回避するために家族が選択した対応によって逆に困る行動障害・精神症状 BPSD を惹起することがある．その際には薬物療法を援用せざるを得ないことが多い．
>
>  暴力行為に対して未治療の事例では，まずメマンチンを試みると行動や感情，言動の安定化を図れるかもしれない．

## 病歴と問診・診察，神経心理検査

　他院でアルツハイマー型認知症と診断されドネペジル（アリセプト®）が処方されている．10 カ月前に車の運転を止めさせたことと銀行で定期を勝手に解約するので通帳を患者から取り上げたことを契機に家族に暴力行為が頻繁にみられるようになってきた．最近は夫に噛みつくことも多く夫は傷だらけの状態になっている．自宅でじっとしていられずあちこち動き回っている．受診の 4 日前にドネペジルの服薬を中止してからややおとなしくなってきた感じはする．お試しでデイサービスを利用したが施設で大暴れをしたことから利用を断られた．どうしたらよいかの相談受診である．

## 初診時診断とその後の治療方針

　診察室ではおとなしく，とても夫に噛みつく行動をするとは思えないほど穏やかな態度を示していた．外面がよい，取り繕いが上手なアルツハイマー型認知症といえる．現在の問題は家族，とくに夫に対する暴力行為であり，早急にこの行動障害の軽減を求められている事例である．ドネペジルは中止し，行動や感情の安定化を期待できる薬剤を選択していくのがよい．夫を含む家族への介護指導も重要である．

### ▶非薬物療法

① 病歴を聴取すると患者なりに易怒性や暴力行為を起こしている理由を了解できる事例である（患者自身は金銭管理を自分でできると考えており，他の人間に通帳を預ける必要はないと思っている．患者の立場から考えるとその通りであろう）．しかしながら，事例によっては，その原因や要因を家族らに詳しく尋ねても同定できない場合も多い．

　では，本事例で患者が示す行動障害の要因を同定できたからといって有効な非薬物療法を指導することができるであろうか．車の運転に関しては法的な視点から運転をしてはならないこと，通帳に関しては患者の財産保全の視点から，家族が選択した対応はやむを得ないものであろう．いずれも患者の意のままにしておくと，重大な結果（自動車運転で人身事故を起こす，詐欺被害にあうなど）を招く恐れが高い．家族や周囲の者としてはある程度強硬な対応を取らざるを得ないが，結果として，患者に易怒性や暴力行為を惹起させていることもまた事実である．患者が言語的な説明で納得してくれるならばこのような事態には進展しないであろうが，患者が納得しない，拒否をするからこそ，このような問題を生じているのである．

② 本事例では，患者自身は自分でいろいろなことをまだできると思い込んで

いる．このように自分の能力低下に対して自覚がない場合，今後も実際にはできないことをやろうとして家族から注意される，制止されることで易怒性や興奮，さらに暴力行為などに発展する可能性が高い．
③ 自動車運転に関しては，認知症と診断されると法律によって運転が禁止されていることを医師が丁寧に説明し理解してもらうよう努めるべきである．外面のよいアルツハイマー型認知症患者は医師の指示に従ってくれることが少なくない．その場では運転ができないことを理解しても記憶障害のために翌日には忘れてしまうこともある．医師が「自動車運転をしてはいけないこと，法律で運転が禁止されている」ことを主旨に診断書を作成し，患者が運転をしようとする際にその診断書を家族が患者にみせる対策が有効な場合があるので試みるとよい．
④ 患者の財産保全を目的に通帳などを取り上げたことが原因で物盗られ妄想や暴言，暴力行為が続発する事例をしばしば経験する．通帳や大金を患者に任せておくと金銭的な損失を生じるかもしれないという心配から，家族がそれらを管理しようとするのはある程度はやむを得ない対策である．物盗られ妄想などのように言語だけの訴えの場合には家族はなんとか我慢できるかもしれないが，暴力行為にまで発展すると非薬物療法での対応に限界を生じることが多い．

## ▶薬物療法

① 暴力行為に効果を期待できる薬剤は抗精神病薬であろうが，もし患者が今までに抗認知症薬を服薬していないならば，まずメマンチン（メマリー®）を一度は試みてみるべきである．メマンチンによって行動や感情の安定化が期待でき患者によっては暴力行為が軽減することをしばしば経験する．もちろん，患者自身あるいは周囲の人々に身体的危険が迫る場合には早めに抗精神病薬での介入を行うほうがよいであろう．
② 抑肝散の使用も考慮されるが，漢方薬全般にいえることであるが薬効発現

までやや時間がかかることから，早急に症状の軽減を図りたい事例には使用すべきではない．抑肝散は，易怒性などの感情障害に有効性を期待できるが暴力行為の軽減にはつながらないことが多い．

## その後の経過

初診後にメマンチン5 mgから開始した．2週後の診察では，暴力行為や易怒性はほとんど消失したとのことであった．5 mgの段階で夜間良眠が可能になったが，10 mgに増量後，夜間覚醒がみられ落ち着かないこともあったがそのまま継続をした．6週後，メマンチンを20 mgまで増量したがやや元気がないようなので15 mgに戻して服薬を継続している．怒ることはあるが以前の状態とはまったく異なり怒っている持続時間は短くなっていると家族は述べていた．

## TIPS 本事例における非薬物療法・薬物療法のコツ

① 本事例では，メマンチンが予想外に著効したのであるが，服薬前にメマンチンが効果を期待できるか否かを判断することは不可能である．本事例のように夫に頻繁に噛みつくなど行動障害が顕著な場合でもメマンチンで症状の軽減から消失をみることがあるので，禁忌でない限りまずメマンチンを試みるべきである．メマンチンを使用する際には，傾眠やふらつきを生じる可能性があることから服薬は夕食後あるいは就寝前とするのが原則である．これらの症状が出現しないことが担保されるならば朝食後の服薬でもよい．

② 家族には，抗認知症薬としての認知症症状の進展抑制効果とともに行動や感情，言動の安定化も期待できる薬剤であると説明したうえで使用するようにしたい．抗精神病薬を服薬することを考えると安全性の視点か

らも家族は服薬を納得しやすいと思われる．

③本事例では，結果論としてメマンチンによって症状の軽減，消失に成功したのであるが，必ずしもそのような結果にならない場合も少なくない．メマンチンで効果を期待できる事例では 10 mg までの段階で症状になんらかの変化（軽減あるいは消失）がみられることが多い．10 mg の段階で再来をしてもらい，標的症状の様子を尋ねることが重要である．10 mg の段階で効果のきざしがみえないときには，メマンチンだけでは症状の軽減を期待できないかもしれないと考え，抗認知症薬としてメマンチンの増量を行うと同時に他の抗精神病薬などの併用も視野に入れる．もちろん状況が許せばメマンチンの増量のみで経過をしばらくみていく選択肢があってもよい．

## 第6章

**事例** 誘因なく暴力行為に及ぶ75歳，男性，アルツハイマー型認知症

**標的症状** 暴力行為，易怒性

### 対応のポイント

① 原因や誘因を同定できない暴力行為に対して非薬物療法だけでは不充分なことが多い．暴力行為の対象になっている家族に不必要な我慢を強いる介護指導は不適切である．

② 感情安定薬としてカルバマゼピンを処方する際には少量（50 mg あるいは 100 mg）から開始し 50 mg ずつ増量していく．効果が期待できる事例は 200 mg までの範囲で症状の軽減を図れることが少なくない．

## 病歴と問診・診察，神経心理検査

72歳時に他院でアルツハイマー型認知症と診断されドネペジル（アリセプト®）5 mg が処方された．妻は患者の暴力行為で悩んでいる．先日も実兄が結婚することになったと患者がいうので，妻が「そんなことはないでしょう」と返事をしたら，路上で蹴られたり踏みつけられたりして警察沙汰になった．身体的に問題はなく診察室では穏やかな様子であった．初診時のMMSE は 15 点，HDS-R は 11 点であった．

## 初診時診断とその後の治療方針

アルツハイマー型認知症と診断後3年を経ている患者である．妻の相談は，易怒性や暴力行為をなんとかしてほしいとのことである．認知症としては中等度に進展していることから，暴力行為の軽減効果を期待してメマンチ

ン（メマリー®）の併用を開始した．10 mg の段階で怒っても暴力行為に進展することがなくなってきた，易怒性を示す時間が短くなってきたとのことで 20 mg まで増量した．その後は安定していたが，4 カ月後，患者が朝起きがけに今日の予定を聞くので妻が予定はないと伝えたら突然怒りだして殴りかかってきた．また，旅先のバスのなかで帰るといいだしたので制止したらバス内で妻に暴力を振るう状況となり大騒ぎになった．妻から暴力行為をなんとかしてほしいとの希望である．

## ▶非薬物療法

① 原因や誘因を同定できない突発的な暴力行為に対して，有効な介護指導を呈示することは難しい場合がほとんどである．なぜ怒りだすのかわからない患者に対して，前もって怒らせない対応をすることは不可能だからである．暴力行為を受ける家族に不必要に我慢を強いる介護指導は避けるべきである．

## ▶薬物療法

① 易怒性や比較的軽度の暴力行為には，まずメマンチン（メマリー®）の処方を考える．本事例もメマンチンの併用で一時は易怒性や暴力行為の軽減がみられている．メマンチンで効果がないとき，メマンチンを継続しながら抗てんかん薬，あるいは漢方薬（抑肝散）の併用を行うとよい．抗てんかん薬としては，バルプロ酸（デパケン®，バレリン®など），あるいはカルバマゼピン（テグレトール®）を選択するとよい．

② バルプロ酸とカルバマゼピンのどちらを選択するかの基準はないが，著者は感情の安定化には後者のほうがより適切ではないかと考えている．カルバマゼピンは，少量（50 mg あるいは 100 mg）から開始し，50 mg ずつ増量していくとよい．しばしばみられる副作用としてふらつきと傾眠があるので服薬時刻は夕食後あるいは就寝前とする．重篤な副作用として皮

診や汎血球減少症などがみられることがあるので注意したい．
③ 易怒性や威嚇などに対して抑肝散を使用してもよいが，1日7.5gから開始するのではなく，まず1日1回2.5gから開始し，患者の状態を確認しながら増量すべきである．なぜならば，自動的な1日7.5g分3の処方で必要以上に患者が鎮静されている事例をしばしば経験するからである．

## その後の経過

カルバマゼピン100mg夕食後の服薬を開始した．3週後，開始翌日に一度だけ暴力行為があったが以降はみられていない．200mgに増量し1カ月後，妻によると怒ることがなくなった，むしろ静かになりすぎている，やる気もないとのことから効き過ぎと判断し150mgに減量し経過をみている．

## TIPS 本事例における非薬物療法・薬物療法のコツ

① カルバマゼピンは抗てんかん薬に属するが，感情の安定化も期待できる薬剤である．認知症診療では，易怒性や威嚇，暴言，暴力行為を標的に使用するとよい．アルツハイマー型認知症の経過中に易怒性や暴言などが出現してきたとき，まずメマンチンを処方するのが原則であろうが，メマンチンで効果がないときにカルバマゼピンの併用は選択肢のひとつである．

② 認知症診療でカルバマゼピンを使用する際，添付文書通りに処方してはならない．高齢者ではふらつきや傾眠などが出現しやすいことから少量（50mgあるいは100mg）から開始し，服薬時間は夕食後あるいは就寝前1回のみとする 図19．症状の推移をみながら50mgずつ増量していくようにしたい．カルバマゼピンが効果を期待できる事例では1日100～

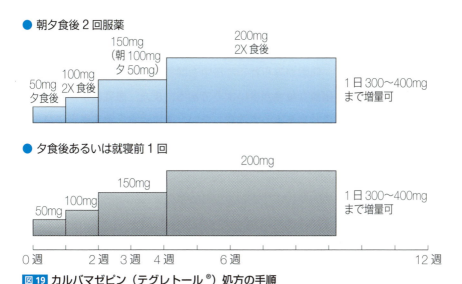

図19 カルバマゼピン（テグレトール®）処方の手順

200 mg 前後で症状の軽減を図れることが多い．

③ 標的症状が軽減したとき，いつ減量を行ったらよいかについて明確な答えを持ち合わせていないが，著者は，半年前後を目安に減量を考えるようにしているが多くの事例では家族がこのままの量で継続してくださいと希望するのでなかなか減量に踏み切れないのが実情である．

④ 向精神薬を中止しようとしても介護家族はなかなか納得しないことが多い．家族は困っていた症状が軽減している現状を壊したくないとの思いから，減量，中止の申し出に拒否的になることが少なくない．その際には，まず家族に薬を止めることを約束してもらい，同時にその薬剤の現在量を10日分ほど処方し，症状の再燃時にはその薬剤を再開するよう伝えると家族は安心し納得してくれることが多い．

⑤ 易怒性や威嚇，暴言などにバルプロ酸を処方する際には，1日200 mg から300 mg前後を2回に分けて処方することが多い（徐放製剤ならば1日1回）．状態をみながら400 mg前後まで増量していくがこの用量で

効果を期待できないときには他剤への変更を考慮する．バルプロ酸は，しばしば傾眠を生じることがあるので夕食後あるいは就寝前のみから開始してもよいが，傾眠がみられると日中も同様の状態になることが多く継続することが困難な場合が多いようである．また，患者によっては食欲低下をきたすこともあるので注意したい．逆に過食を示す患者にバルプロ酸を使用することで食欲亢進を制限できた事例もあるので過食傾向の患者に使用するとよいかもしれない．

事例　家族の不適切な対応に反応して暴力行為がみられる 81 歳，女性，アルツハイマー型認知症

標的症状　**暴言，暴力行為**

対応のポイント

 原則は可能な限り肯定的，共感的な対応であるが，患者が示す暴言や暴力行為に介護家族や周囲の人々が振り回されてはならない．

 介護家族は，患者とやや距離を置いたうえで接すると，怒りの感情を軽減できるかもしれない．家族以外の第三者と接触する時間を増やす対応もよい．

## 病歴と問診・診察，神経心理検査

　79 歳頃からこだわりが多くなってきた．患者の訴えを肯定的に受け止めているときには機嫌がよかった．1 年前に同居の長男が早期退職し家業の農業に関わるようになってから患者の状態が悪化してきた．患者の日々の生活でおかしいことを長男が忠告すると逆に怒りだし暴言を吐くようになった．慣れない農作業で長男が失敗すると，患者が長男を口汚く罵る，あざ笑うことが多くなり，それに対して長男がまた怒りだす日々が繰り返し続いていた．3 カ月前，患者の暴言に対して長男が患者を殴ってしまう事件があり，市役所が高齢者虐待ではないかとの疑いで調査に入ったことがあった．以降，自分で転んだ際に生じた傷も息子から暴力を受けたと周囲にいいふらす言動がみられ長男夫婦は辟易していた．嫁自身も患者にあれこれ口うるさく注意する，患者に手を出したこともたまにはあったらしい（具体的な行動について嫁がはっきりいわないので不明），それに対して患者が激怒し嫁を蹴飛ばしたことがあった．家族以外にはとても穏やかであり，他人に患者の行

状を述べても誰も信用してくれない．家族の希望は，今後どうしたらよいかを教えてほしいことである．

　診察室では患者は診察に協力的であったが，問診では記憶障害と日時や場所に対する見当識障害は明らかであった．身体的に問題はない．

## 初診時診断とその後の治療方針

　認知症の存在は明らかであり，おそらくアルツハイマー型認知症であろう．本事例では，家族が認知症の病型診断を求めているのではなく，家族への暴言や暴力行為の対策と自宅内外での患者の態度の違いに納得がいかないことに関しての相談である．医学的診断にこだわるよりもまず行うべきことは，家族が困っていることに対する介護指導と具体的な対策である．

### ▶非薬物療法

① アルツハイマー型認知症は，外面がよい，取り繕いがうまいことが特徴のひとつである．自宅内では暴言を吐いたり物を投げたりする患者が町内会では温厚な人物として通っている場合は多い．この外面がよい，取り繕いがうまいのがアルツハイマー型認知症の基本的な特徴であることを家族に説明し理解してもらうことが必須である．外面がよい，取り繕いが上手な患者には，家族以外の第三者，とくに権威があると思われる人間からいってもらうと納得することが少なくない．

② 本事例では，患者の暴言や暴力行為に対して家族が正面から反応し，暴言や暴力行為で切り返す対応をすることで患者の行動障害・精神症状BPSDのさらなる増悪を生じる悪循環に陥っている．介護指導の原則として家族にすべて我慢するよう伝えるのは適切な対応とはいえないが，本事例をみる限り，患者の暴言や暴力行為に家族が振り回されている印象を受ける．家族にとって不快なこと，納得できないと思える患者の行動や言動に対して肯定的な反応や対応をすることは難しいかもしれないが，その

ような反応や対応を心がけることで患者の精神的な安定化が図れる場合があることを家族に充分説明するようにしたい．

③ 一緒に暮らす家族は，どうしても患者の理不尽な行動や言動に対して感情的な対応を取りがちである．理想的には患者とやや距離をおいて接することができれば患者に対する怒りの感情の軽減を図れることが多い．家族間ではなかなか難しいことであるが，（言い方は悪いが）やや突き放した感覚で患者と接することができるとその後の家族の介護負担の軽減を期待できるかもしれない．デイサービス利用などによる第三者と接触する時間をもつ，あるいは増やすよう指導することもよい対策である．

④ 患者の示す行動障害・精神症状 BPSD に関して相談受診してくる家族をみると，何が問題なのか，どういう状況からこのような状態に至っているのかを理解できず戸惑い，混乱していることが多い．現在の病態や問題点を整理したうえで医師のほうから家族に説明することが重要である．問題点を理解できると介護家族はその後の対応を冷静に行うことが可能になるかもしれない．

## ▶薬物療法

① 現在までに薬物療法がなされていない事例では，患者の行動や感情，言動の安定化を期待して，まず抗認知症薬のメマンチン（メマンチン®）を試みるとよい．メマンチンが効果を期待できる患者では，10 mg に増量した時点で行動や感情，言動でよい方向に向かう変化がみられることが多い．たとえば，10 mg で行動や感情，言動の安定化を図れたならば，その用量を維持量としてしばらく継続するようにしたい．必ずしも 20 mg まで増量する必要はない．

② すでにメマンチンが処方されている事例には，抗てんかん薬あるいは抗精神病薬，漢方薬の使用を考慮する．抗てんかん薬ではカルバマゼピン（テグレトール®），抗精神病薬ならばクエチアピン（セロクエル®），糖尿病

があるときにはリスペリドン（リスパダール®）などの使用を考慮する．著者の経験では，抑肝散はメマンチンで効果がみられない事例に使用しても有効性を期待できないことが多い．

## その後の経過

家族は，患者の行動や言動に不満をもちながらも，その行動や言動を正面から否定せず，あるときには肯定的な受け答えをし，別の場合には反論せず黙って傾聴するよう心がけた結果，暴言や暴力行為は以前よりはるかに減少してきた．依然として家族の負担は少なくないが，それでもなんとか在宅での生活を継続していけるくらいの状態になってきている．

### TIPS 本事例における非薬物療法・薬物療法のコツ

① 認知症介護に完璧な対策は存在しない．家族が困る行動障害・精神症状 BPSD の軽減をどれだけ実現できるかのアドバイスをすることが医師に求められる．BPSD が完全に消失しない状況でも家族がある程度我慢できると考えられる対策をアドバイスできるスキルを身につけておきたい．そのために病気の特徴と標的となる BPSD の病態と対処スキルをマスターしておくことが必要である．本事例でいうならば，患者の示す BPSD に家族が振り回されず肯定的な対応，少し距離をおいた接しかたを指導したい．

② アルツハイマー型認知症の特徴として，取り繕いがうまい，外面がよいことがあげられる．そのようなタイプでは，権威ある者あるいは家族以外の第三者が関与すると，患者は素直に提案を受け入れてくれることが少なくない．息子夫婦のいうことは聞かないが孫娘がいうと素直に従ってくれる男性患者，実兄の忠告を受け入れる女性患者などを経験したこ

とがある．考えられる介護指導を行いながらBPSDの軽減を図れる介護指導を継続していきたい．

## 臨床メモ　抗認知症薬少量投与に関する厚生労働省の事務連絡について

　2016年6月1日付にて厚生労働省保険局医療課から，社会保険診療報酬支払基金（支払基金）と国民健康保険中央会（国保中央会）に対して，抗認知症薬を添付文書で規定された用量未満で投与されている事例を一律に査定することがないよう求める事務連絡は出されている．診療報酬明細書（レセプト）に記載されている減量の理由（症状詳記）などを参考にして個々の事例に応じて医学的判断をして審査するよう要請されている．つまり，この事務連絡で抗認知症薬は添付文書に記載されている維持量よりも少ない用量でも使用が可能になったともいえる．たとえば，メマンチンは添付文書では20 mgが維持量とされるが正当な理由があれば15 mgあるいは10 mgでも維持量として認められるということになる．本来ならば，ある薬剤で副作用が出現したときには，同様の薬効が期待できる他剤に変更するのが筋かと思われる．なぜ抗認知症薬だけが維持量以下の用量でも保険で疑義が出ないしくみになるのか理解しづらい話ともいえる．この論理を拡大するならば，抗認知症薬に限らずすべての薬剤にて副作用を理由に維持量以下の用量での使用を認めるべきであるとすべきかもしれない．

## 事例　介護施設で暴力行為を示す81歳，男性，アルツハイマー型認知症

### 標的症状　暴力行為

#### 対応のポイント

　暴力行為を惹起する要因を探索し，それを避ける対応が求められる．しかし，要因を同定できない，あるいは要因なく暴力行為を生じる事例では薬物療法を適応せざるを得ない．

　暴力行為に対してカルバマゼピンを使用する場合，少量（50 mgあるいは100 mg）から開始し50 mgずつ漸増する．100～150 mgで効果がみられ始めることが多い．1日最大量を300 mg前後に設定する．

## 病歴と問診・診察，神経心理検査

　76歳時にアルツハイマー型認知症と診断された．その後の臨床経過は不明であるが，現在グループホームに入所している．施設でドアの開閉音がうるさいといって怒鳴る，床に物を落とした利用者を罵る，他の利用者を突然蹴飛ばすなどの行動障害がみられ，嘱託医からメマンチン（メマリー®）20 mgと抑肝散7.5 gが処方されているが症状の軽減はみられない．さらに，一時クエチアピン（セロクエル®）25 mgも出されたが，ふらつきがひどく転倒したことがあるので中止になっている．介護施設から暴力行為への対策を求められ紹介受診になった．診察では，認知症は高度に進展しており簡単な日常会話も成立しない．神経心理検査を施行することもできなかった．

## 初診時診断とその後の治療方針

　高度に進展したアルツハイマー型認知症である．現在，介護施設に入所しているが，そこで他の利用者への暴力行為がみられ，その対策を求められている事例である．嘱託医からすでに攻撃性や暴力行為を標的にメマンチンと抑肝散を処方されているが効果を示していない．さらに，非定型抗精神病薬のクエチアピンが少量出されていたが，ふらつきで転倒したことから中止となっている．81 歳と男性では高齢であることから，可能ならば薬物療法によらない対策を講じたいものである．

### ▶非薬物療法

① 病歴を聴取する限り，介護施設の対応でなんとかならないだろうかと考えてしまう事例であろう．認知症が高度に進展し言語機能の崩壊がみられていることから，患者への説明などによる症状の緩和を期待できないことは明らかであるが，施設内の環境整備で易怒性や暴力行為の軽減が図れる可能性を否定できないことから介護施設内での対応や環境整備が選択肢として考えられる．患者がどのような状況下で易怒性や暴力行為を生じるのかを注意深く観察し，そのような要因を避ける対策を講じることができれば，薬物療法を介入させることなく介護施設での生活継続が可能になるかと思われる．

② 介護施設内の状況にもよるが，患者一人で過ごす時間を確保する，比較的刺激の少ない環境作り，威嚇的な言動がみられるときには傾聴するなどの介護指導をするとよいかもしれない．

③ もし事情が許せば，利用しているグループホームを変更すると行動障害・精神症状 BPSD の軽減を図れるかもしれない．現在，利用している介護施設が患者の気質と合わないことで大声を出す，攻撃性を示している可能性も推測される．著者の経験では，本事例のように BPSD の目立つ患者

が入所施設あるいはデイサービスなどの利用施設を変更するだけで周囲が困っている症状が軽減から消失することがあるので試みてもよい対策である．

### ▶薬物療法

① 実臨床では，衝動的に暴力行為を起こしたり原因を把握することができない暴力行為がみられたりすることをしばしば経験する．BPSD に非薬物療法が優先されることは当然であるが，このような事例にどのような非薬物療法があるのだろうかと著者は常に戸惑っているのが実情である．とくに介護施設などの集団で生活をしている場合に突然暴力行為がみられると他の利用者に身体的危険が発生することが想定される．衝動的な暴力行為に対しても非薬物療法で対処すべきであると述べるならば，有効な対策を具体的に呈示すべきであろうがほとんどの書物ではそのような記載はないと著者は考えている．

② 衝動的な暴力行為を標的に使用する薬剤として，メマンチン，あるいは抗てんかん薬，抗精神病薬，漢方薬（抑肝散など）があげられる．本事例では，すでにメマンチンと抑肝散が処方されているが効果を示していない．抗精神病薬のクエチアピンもトライされたようであるが，ふらつきから転倒を生じたので使用を中止されている．高齢認知症患者の暴力行為に薬物療法を援用する際には試行錯誤をしながら適切な薬剤を探していくしか方法はないといえる．

③ 今後の選択肢としては，定型抗精神病薬のチアプリド（グラマリール®）やクエチアピン以外の非定型抗精神病薬が考えられるが，81歳と高齢であること，過去に抗精神病薬で転倒を起こしていることからいずれも使用しづらい．もし，抗精神病薬を使用するならば，チアプリドの少量（細粒で 10 mg あるいは 25 mg 錠就寝前 1 錠）からの投与であろう．

④ 抗てんかん薬は，本来の薬効以外に感情の安定化を期待できる作用をもっ

ている．認知症診療では，カルバマゼピン（テグレトール®）やバルプロ酸（デパケン®，バレリン®など）がしばしば選択される．高齢認知症患者の易怒性や暴力行為に試みてもよい薬剤といえる．本事例では，メマンチンと抑肝散を継続しながら感情安定薬としてカルバマゼピン 100 mg を開始した．

## その後の経過

　カルバマゼピン細粒を 1 回 100 mg 就寝前の服薬から開始した．1 週後，介護施設からの情報では，独語や壁に向かっての放尿，陰部を触るなどの行動障害はみられるが夜間は概ね良眠可能とのことであった．日中は穏やかなときと傾眠状態が混在しているが暴言や暴力行為は減少してきた．200 mg に増量し 3 週後の診察では，車いすで移動しようとするので止めようとすると暴言を吐く．放尿の回数が増えている．以前は野菜を草といって食べなかったが今は野菜も食べるようになった．300 mg に増量し 2 カ月後，他の利用者への攻撃性や暴力行為は消失した．ときに興奮するが介護スタッフの声かけで穏やかになることが多い．「歩いていってくる」などといって車いすから立ち上がる行為が目立ち転倒リスクは高まっているが，以前に比して精神状態はとてもよいと介護施設からの情報であった．

## TIPS 本事例における非薬物療法・薬物療法のコツ

① 認知症診療でカルバマゼピンを処方する際には他の薬剤と同様に少量から開始し漸増が原則である．錠剤あるいは細粒で初回 50 mg あるいは 100 mg 夕食後または就寝前の服薬から開始する．1～2 週後の再来で不都合な状態（傾眠やふらつき）がなければ 50 mg ずつ増量していく．1 日最大量を 300 mg 前後に設定するとよい．

② 暴言や暴力行為に対してカルバマゼピンは1日100〜150 mgの段階で効果を発現することが多い．この用量で標的症状に軽減がみられ始めたときには，その後の増量で家族や周囲が困る状態の改善を期待できることが多い．

③ 処方当初に皮膚症状が発現する危険性を忘れないようにしたい．家族には，皮疹などが出現したときにはすぐに服薬を中止し連絡するよう必ず伝えておくことが重要である．血液異常がみられることもあるので定期的な採血検査が必要かもしれない．

| 事例 | 介護施設で暴力行為や介護拒否，拒薬が目立つ86歳，女性，アルツハイマー型認知症 |

| 標的症状 | 暴力行為，介護拒否，拒薬 |

**対応のポイント**

 著しい暴力行為の軽減には作用が比較的強いリスペリドンの使用を考慮するとよい．薬剤性パーキンソニズムの発現に注意すること．

 リスペリドンは，少量から開始するのが原則．不都合な状態を生じたら半量に減らすよう指示を出しておくのがコツ．

## 病歴と問診・診察，神経心理検査

　81歳時に自宅内に見知らぬ人間がいるとの幻視の訴えが始まり，諸検査の結果，アルツハイマー型認知症と診断された．近医からドネペジル（アリセプト®）の処方が開始され，さらに昼夜逆転傾向がみられたことから84歳からメマンチン（メアリー®）20 mgが併用されている．今回の受診4日前に特別養護老人ホームに入所となった．そこで他の利用者を怒鳴る，職員に対して暴言や暴力行為（噛みつく，叩く）がみられ，終夜独語がみられ寝ないことが多い．以前から処方されている高血圧ならびに糖尿病，抗認知症薬など10種類の薬をまったく服薬しない，食事もほとんど進まない状態になっているのでなんとかしてほしいとの相談受診である．

## 初診時診断とその後の治療方針

　6年前にアルツハイマー型認知症と診断され，その当時の幻覚や介護拒否が継続しており，認知症の進行・悪化に伴い周囲が困る行動障害・精神症状BPSDのさらなる増悪がみられている事例である．この状態が継続するな

らば入所施設から退所するようにいわれている．介護施設が許容できる程度に症状の軽減を早急に図るべき事例である．

### ▶非薬物療法

① 認知症は高度に進展しており非薬物療法の手だては限られている．施設入所中なので，非薬物療法に関しては施設の介護スタッフに対応を任せるしかない．

② 暴力行為に関して述べると，患者が暴力行為を生じるきっかけを把握し，それを避ける対応が望ましい．しかしながら，家族あるいは介護施設のスタッフに尋ねても暴力行為の原因を掴むことができない事例も多い．突然暴力行為が始まるので困っていると訴える家族は少なくない．暴力行為の原因あるいはきっかけを把握できない事例では非薬物療法での対応は困難な場合が多い．

### ▶薬物療法

① 本事例で暴力行為を標的に使用する薬剤は抗てんかん薬か抗精神病薬のいずれかである（メマンチンはすでに使用されている）．本事例では，病像の激しさから抑肝散は効果を期待できない可能性が高い．抗精神病薬のなかで使用するものとしては，非定型抗精神病薬のリスペリドン（リスパダール®），あるいはクエチアピン（セロクエル®），オランザピン（ジプレキサ®），ペロスピロン（ルーラン®），アリピプラゾール（エビリファイ®）である．かかりつけ医の先生がたが比較的よく処方されている定型抗精神病薬のチアプリド（グラマリール®）も選択肢としてあげられる．

② チアプリドは，かかりつけ医の先生がたにとって比較的使用しやすい薬剤のようである．しかし，著者がみる限り，その処方がやや過量な印象を受けることが多い．認知症診療に使用する際には，1日最大量を50 mgくらいに設定すべきである．剤形として細粒もあるのできめ細かい増量も可

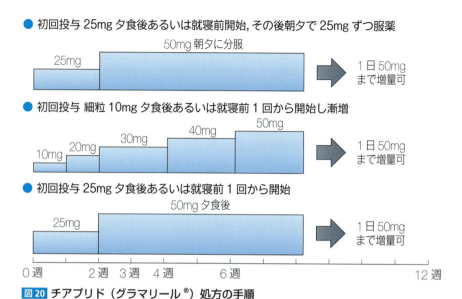

図20 チアプリド（グラマリール®）処方の手順

能である 図20 . たとえば，チアプリド細粒10 mgあるいは25 mg錠を夕食後あるいは就寝前の服薬から開始する．状態を観察しながら細粒ならば10 mgずつ増量，錠剤ならば25 mgから50 mgに増量するとよい．50 mgまで増量しても効果がみられないときには，その後にさらなる増量をしてもおそらく効果の発現を期待できないことから他剤への変更を考慮したほうがよい．チアプリドは，薬剤性パーキンソニズムを生じやすいことも忘れないようにしたい．動作や歩行が遅くなった，表情が乏しい，口数が減少するなどの症状がみられるときには薬剤性パーキンソニズムの発現を考えるべきである．

## その後の経過

鎮静効果を期待してリスペリドン内用液1 mg/mL就寝前の処方を開始した．開始にあたり，不都合な状態が生じたら半分に減らすよう指示を出し

た．1週後の介護施設からの情報では，「服薬開始2日間は夜間熟睡可能であったが3日目から朝起床が困難で刺激すると覚醒するが日中も傾眠が続くのでリスペリドンは半量にしている．その後は，介護拒否はみられるが比較的穏やかに過ごしており，食事も6割前後の摂取が可能である」とのことでリスペリドン0.5 mgを継続している．以降も時折大声をあげるが同量で施設側としては問題ないとのことであった．9カ月後，認知症の進行に伴い体力低下が目立ち始めたことからリスペリドンを中止し家族の希望に従って施設内での看取りの体制に移行している．

## TIPS 本事例における非薬物療法・薬物療法のコツ

① 患者の示すBPSDが著明なことから比較的強力な抑制系薬剤を使用せざるを得ない．非定型抗精神病薬のいずれかを使用することになるが，糖尿病があること，効果の強さからリスペリドンを選択するのが妥当といえる．リスペリドンは，非定型抗精神病薬のなかで錐体外路徴候が出現しやすい薬剤なので少量から開始し漸増していくが動作緩慢や嚥下障害などの出現に注意しながら経過を注意深くみていくことが重要である．

② 原則としてリスペリドンは，0.5 mgあるいは1 mgから開始するが，処方開始の際，家族に「もし処方した量で傾眠やふらつきの出現，あるいはやや効きすぎているかなと感じる際には，半分の量に減らしてください．それでも不都合な状態が継続するならば，この薬を一時中止してください」と伝えることを忘れないようにしたい．著者は，リスペリドンの少量投与で急激な錐体外路徴候，すなわち薬剤性パーキンソニズムが生じ，以降歩行不能になった事例を経験している．

③ リスペリドンをどの時点でどのように減量するかの明確な基準を呈示することはできないが，本事例では0.5 mgと低用量の使用であり，症状の

再燃による施設側の負担も考慮し同用量で継続する方針を取った．基本的には，3カ月から半年前後してから減量，さらに中止を考えるとよいとされる．

④本事例のように暴力行為の目立つ事例で糖尿病がない場合には，オランザピンを選択してもよい．2.5 mg を夕食後あるいは就寝前の服薬だけで標的症状の軽減を期待できることもある．

> **事例** 毎日のように興奮や暴言，暴力行為がみられる83歳，女性，アルツハイマー型認知症

> **標的症状** 興奮，暴言，暴力行為

> **対応のポイント**
> ❶ 患者が示す行動障害・精神症状 BPSD の状態によっては早期からの薬物療法による介入を躊躇してはならない．
> ❷ 抗精神病薬は早めの減量から中止を試みることが重要．事例によってはリスペリドン少量の屯服で標的症状の軽減を期待できることもある．

## 病歴と問診・診察，神経心理検査

　病歴に不明な部分が多いが80歳以前からもの忘れと物盗られ妄想がみられていたらしい．患者の財産目当てに実妹夫婦が毎週患者宅を訪れ，患者が毎回3万円ずつ実妹夫婦に渡しており総額数百万円が紛失している．そのために家族が患者の通帳を隠したことから物盗られ妄想に発展した．現在の問題は，家族に対する暴言，暴力行為，興奮が毎日のようにみられ同居家族の精神的負担が大きいことである．とくに嫁の姿をみると興奮し，両上肢を爪で引っ掻く行動もみられる．要介護3の夫にもしばしば暴力を振るうので，両者を引き離すために夫を介護施設に入所させたが，そこに患者がタクシーで出向き，夫に暴言を浴びせる，暴力行為に及ぶことが多い．要介護1に認定されているがデイサービスなどの利用は拒否している．3年以上入浴していない．家族は適切な施設に入所させたいと思っているが担当のケアマネジャーからこの状態では入所できる施設はないといわれ家族は途方に暮れている．診察では，認知症が進んでいることは明らかであるが，患者の協力

を得られず詳細な神経心理検査などを施行することはできなかった．身体的に問題はない．

## 初診時診断とその後の治療方針

　　初診の段階で認知症はかなり進んでいることは明らかであり，行動障害・精神症状 BPSD が活発なアルツハイマー型認知症と診断した．治療の原則として，活発な BPSD が目立たないおとなしいタイプには認知症症状の抑制効果を期待して，コリンエステラーゼ阻害薬のいずれかを選択し処方するとよい．本事例のように興奮や暴力行為など活発な（家族が困っている）BPSD が目立つタイプには家族の負担軽減を目的にメマンチン（メマリー®）あるいは抑制系薬剤の使用を考慮する．

### ▶非薬物療法

① 認知症がやや高度以降に進んだ病期で家族を悩ませる興奮や暴力行為がみられるとき，非薬物療法が有効性を示す場合は多くはない．なぜならやや高度に進展すると衝動的に暴力行為を起こしたり突然興奮したりすることが多いので興奮や暴力行為の原因や要因を同定することが困難だからである．当然であるが患者が興奮あるいは暴力行為を生じる要因を同定できるならばそれらを避ける対応が最も望ましい．しかしながら，BPSD の原因あるいは要因が思い浮かばない場合には非薬物療法での対応は難しい．

② 暴力行為の対象となる家族と患者とを物理的に引き離すのはよい対策である．しかし，本事例のように夫が入所している介護施設の場所を患者が知っているとそこに出向いて暴力行為に及ぶ可能性も考えられる．攻撃の対象になっている家族の分離先を患者に知らせないほうがよいかもしれない．

③ 本事例では，嫁に対する攻撃も頻繁であるが同居している関係から患者と嫁を物理的に引き離すことはできない．デイサービス利用は患者が頑強に

拒否しておりケアマネジャーもお手上げ状態のようである．

### ▶薬物療法

① 興奮や暴言，暴力行為に有効性を期待できる薬剤は，抗認知症薬のメマンチン，あるいは抗てんかん薬，抗精神病薬，漢方薬である．本事例では，嫁の顔をみるだけで興奮し暴力行為に進展する，要介護状態の夫にも暴力行為がみられることから抑制効果をある程度強力に発揮できる薬剤を選択すべきである．

② 本事例では，その症状の激しさから抗てんかん薬や漢方薬などが効果を期待できる可能性は低い．診療初期から抗精神病薬を使用し鎮静を図るしか方法はないかもしれない．もちろん，まずメマンチン（メマリー®）をトライしてみることは誤った選択ではない．

## その後の経過

認知症症状の進行抑制効果とBPSDの軽減を期待してメマンチンを開始したが，10日目から拒薬となり服薬継続ができなくなった．家族の顔をみると興奮して手に負えないことからリスペリドン（リスパダール®）内用液1 mgに変更した．家族は，お茶に混ぜて服薬させていると述べている．1週後，服薬によって興奮などはやや落ち着いてきた感じがすると家族は話していた．食欲や睡眠は良好である．1ヵ月後，興奮することはなく，食事のときにも家族と普通に会話ができるようになった．今の状態ならば施設に入れる必要はないと家族は述べていた．攻撃の対象になっていた嫁も楽になったと喜んでいた．その後，リスペリドンを半量に減らし可能ならば中止するよう指示し，リバスチグミン（リバスタッチ®，イクセロン®）の貼付を併用開始した．しかし，患者が自分は病気ではないといって貼付を拒否したのでドネペジル（アリセプト®）ゼリー剤に変更となった．3ヵ月後，リスペリドンはほとんど服薬しなくても落ち着いた状態が継続している．たまに興

奮することがあるので，その際にリスペリドン内用液 1 mg の半量を屯服で使用している．

## TIPS 本事例における非薬物療法・薬物療法のコツ

① リスペリドンは，錠剤と OD 錠以外に液剤（内用液）を選択できることから拒薬を示す患者にしばしば処方することがある．問題は服薬方法であるが，拒薬を示す患者ではすんなりと服薬してくれない場合が多い．服薬してもらう口実を作るか，あるいは患者に黙って服薬させるしか方法はないであろう．事の是非は別にして，家族によっては味噌汁などに混ぜて服薬させるなどの工夫をしているようである．

② 表5 に介護家族が行っている拒薬や嚥下障害を示す認知症患者に服薬をさせる対策を聞き取りしたものを示した．これらの多くは倫理的に問題を含むものであろう．このような服薬方法は患者の人権を損なうもので許されるべきではないと述べるならば，それに対する代替案を呈示すべきであろう．

③ 本事例では，お茶に混ぜて服薬させているとのことである．リスペリド

**表5 拒薬，嚥下障害を示す認知症患者への具体的な薬物療法の施行方法**

- 液剤にして味噌汁やお茶に混ぜて服薬させる
- 錠剤を砕き粉末にして米飯などに混ぜて服薬させる
- アリセプト® ではゼリー製剤があるのでこれに変更する
- 貼付薬に変更する．風呂上がりに体を拭く手助けをする際に黙って背中に貼付する
- 身体疾患に対する薬剤と混ぜて服薬させる．一包化すると新しい薬剤の追加に気づかないことがある

ンの添付文書には，茶葉抽出飲料（紅茶，烏龍茶，日本茶など）に混合すると含量が低下することがあると記載されている．しかし，多少効果が減弱する可能性があっても患者が服薬してくれる飲料であればそれを使用するほうがよいであろう．

## 臨床メモ　認知症患者を介護する家族もさまざまである！

医療機関に連れてくる家族にもいろいろなタイプがみられる．認知症と診断された後，患者の介護を一生懸命に行う家族もいれば，認知症自体に無関心で診断のみを希望する家族（その後，どうするのだろうか），医療側がいろいろ頼んでも何もしてくれない家族，何人かの家族が受診し各々がばらばらに医療機関にあれこれ要求する家族，困ったといいながら何も決断を下せない家族，病気を理解できないあるいは理解しようとしない家族，すぐにクレームをつけたがる家族などいろいろなタイプがみられる．そのなかで困るのは病気を理解できない家族である．認知症はどういう病態なのか，よりよい介護を進めるために必要なことは何かなどをわかりやすく説明しても理解しようとしないあるいは理解できない家族が少なくないように感じる．認知症診療で大切なことは診断後からの家族による介護である．家族が病気を正しく理解し適切な介護がなされる患者では，そうでない患者に比して認知症症状の進行が遅れることは明白な事実ではなかろうか．付き添ってきた家族が理解力に乏しいときには別の家族に来院してもらい病気の説明を行うのが原則であるが，理解力の乏しい配偶者とのふたり暮らしの場合には，その後の介護に困難さが想定される．少なくとも外来通院だけはしてもらうよう家族に説明し，医療の範囲内に留まることで必要時に対策を講じることができるようにしたい．

> **事例** 介護施設で暴力行為が頻繁な84歳，女性，アルツハイマー型認知症

### 標的症状　暴力行為

#### 対応のポイント

1. 介護施設で他の利用者に暴力行為が及ぶ時点が薬物療法を開始する目安になる．
2. オランザピンは，暴言や暴力行為の軽減に加えて夜間の行動障害を抑制できる可能性をもつ薬剤である．

## 病歴と問診・診察，神経心理検査

　同伴してきた介護スタッフからの病歴．3年前からグループホームに入所しているが入所していることを理解できず帰宅願望が強い．要求が通らないと介護スタッフへの暴力行為に及ぶ．以前は収集癖がみられていたが現在はない．かかりつけ医から暴力行為に対してアルプラゾラム（ソラナックス®0.4 mg錠）が2錠分2で処方されたが服薬するとふらつくので止めている．メマンチン（メマリー®）や抑肝散も処方されたが効果がないとのことで中止されている．患者への問診で年齢を尋ねると，「わたしは父親が……わたしは音楽が好きで……」と頓珍漢な返事をしていた．

## 初診時診断とその後の治療方針

　自分の年齢もわからないほど認知症は進んでおり，高度アルツハイマー型認知症の可能性が高いと判断したが，現在の問題は正確な病名診断を下すことではなく介護施設を悩ませている暴力行為への対策である．現在の問題点は介護スタッフへの暴力行為だけなので，まず介護施設内の接しかたなどを

工夫しなんとか対応できないかと伝えた．

### ▶非薬物療法

① 介護施設に入所しているが暴力行為がみられるとの訴えで受診してくる認知症患者とその家族は少なくない．介護施設側はおとなしくなる薬剤を希望し医療機関に相談受診させてくるのであろうが，安易に向精神薬などを処方してはならない．まず，施設側にその患者に合った適切な対応を指導し非薬物療法でしばらく様子をみるよう伝え，1～2週後の再来を指示する．

② しかしながら，猶予期間を経ても非薬物療法では対応できないとし薬物療法を求めてくる施設が圧倒的に多い．認知症患者が示す困った行動障害・精神症状BPSDに対して非薬物療法を上手に援用し対応できる介護施設もあれば，困ったときにすぐ医療機関に薬物療法を依頼してくる介護施設もしばしばみられる．介護施設側の介護スキルの高低が歴然として存在しているのが現在の認知症介護の現状といえる．

### ▶薬物療法

① 本事例ではかかりつけの医師はベンゾジアゼピン系抗不安薬のアルプラゾラムを処方していたが，まったく効果を示していない．本事例のように暴力行為がみられると，向精神薬使用に不慣れな医師はベンゾジアゼピン系抗不安薬をしばしば処方するようであるが，まず効果を期待できないとともに抗コリン作用による有害事象を発現しやすい．「かかりつけ医のためのBPSDに対応する向精神薬使用ガイドライン（第2版）」でも，「75才以上の高齢者，中等度以上の認知症患者には副作用が発現しやすく，せん妄，過鎮静，運動失調，転倒，認知機能低下のリスクが高まるため，使用は推奨しない」と明記されている．

② 暴力行為に効果を期待できる薬剤としては抗精神病薬か抗てんかん薬があ

げられる．抗精神病薬ならば糖尿病の有無によって選択する薬剤は異なってくる．高齢者に比較的安全性のある薬剤はクエチアピン（セロクエル®）であろうが糖尿病患者には禁忌である．本事例では，糖尿病の既往がないことから，まずクエチアピンの処方を考慮する．クエチアピンで効果がないときにはリスペリドン（リスパダール®）かオランザピン（ジプレキサ®）を選択せざるを得ないであろう．どちらが効果を期待できるかの明確な基準はないことから経験的な視点で薬剤を選択するしかない．

## その後の経過

　介護施設側は，何回も散歩に連れだしたり傾聴を心がけたりしているがまったく効果がないと述べることから，何らかの抑制系薬剤を開始せざるを得ないと判断した．帰宅願望だけの訴えならばあえて薬物療法に踏み切ることはないかもしれないが，施設内の他の利用者にコップを投げる，顔を叩く，蹴飛ばす，スタッフを平手打ちするなどの行動障害がみられることから薬物療法を開始せざるを得ない．糖尿病がないことを確認後にクエチアピン25 mg夕食後の服薬を開始した．50 mgに増量した時点で穏やかになり夜間の睡眠も充分確保できるようになったことから紹介元の医院に戻した．

　主治医の元に戻って半月くらいは安定していたが，再び落ち着かなくなってきた．他の利用者の後をついて回る，他の利用者同士の会話にも「うるさい」と怒鳴り散らす，雨が降っていても日中は4，5回介護施設から外に出ていってしまう，明け方4時頃に起きだして出ていってしまうなどの状態を示していた．主治医から抑肝散7.5 g分3が再開されたがまったく効果がないとのことで再度著者の外来に紹介となった．以前メマンチン（メマリー®）を処方され効果がなかったとの情報を得ていたが，クエチアピン50 mgをベースに再度メマンチン5 mgからの漸増を併用開始とした．メマンチン10 mgの段階での診察でも症状の軽減を図れなかったことから，クエチアピンを中止しメマンチンを継続しながらオランザピン（ジプレキ

サ®）2.5 mg 夕食後の服薬に変更した．服薬後1週目は変化がなかったが，その後から外出しようとする行動が減少してきたと介護施設からの報告があったので5 mg に増量した．増量3週後の診察では，だいぶ落ち着いてきた．外出しようとの行動は著明に減少し，午後になるとやや感情の悪化はあるが午前中は穏やかに過ごすことができるようになった．誘因がなければ怒ることもないとのことでしばらくオランザピン5 mg での継続とした．

## TIPS 本事例における非薬物療法・薬物療法のコツ

① かかりつけ医の先生がたがオランザピンを使用する，あるいは使用したいと考えることはほとんどないと思われるが，処方する際の手順を解説する．本剤を使用できない，あるいは使用に自信がない場合には，最寄りの専門医療機関に紹介するとよい．

② 錠剤で開始する際には，2.5 mg 錠を夕食後あるいは就寝前の服薬から開始する．他の抗精神病薬と同様に眠気やふらつきが出現する可能性を考慮し日中の服薬は避けるのが原則である．2週間前後の再来にて効果がややみられるなど手応えを感じる際には5 mg に増量するか，しばらく2.5 mg のまま継続するかの判断となるがその判断基準は難しい．著者は，手応えを感じる際には積極的に5 mg まで増量することが多いが，患者の示す症状の重症度や年齢，体格などを総合的に判断し用量を設定するしか方法はない．

③ オランザピンは，鎮静作用に加えて催眠効果も期待できることから暴言や暴力行為と同時に夜間の行動障害の軽減も期待できる．ただし，糖尿病患者には禁忌となっていることを忘れないようにしたい．糖尿病をもつ患者にオランザピンを使用すると短期間で高血糖をきたす可能性があり糖尿病性昏睡など重篤な事態を生じることがあるので決して使用して

はならない．

## 臨床メモ　介護保険の認定度は医師が決めているわけではない！

　家族あるいは介護スタッフの多くは，医師の診断書（主治医意見書）によって介護保険の認定度が左右されると考えているようだが，それはまったくの誤りであると家族や介護スタッフに伝えておくことが重要である．家族は，医師の主治医意見書によって介護認定度が決められていると考え，下された介護認定度に納得がいかないとき，あたかも医師の診断書に問題があるかのように考えることがある．また，介護スタッフから介護認定度を上げたいので医師に診断書を再度作成してもらうよういわれたので受診してきたと述べる家族もみられる．医師が介護認定度を決めているわけではないし，実際には決めることもできないことを理解していないのである．判定基準を含めて介護認定に関する詳細は明らかにされていないが，著者の経験では，主治医意見書ではなく訪問調査員による基本調査によって介護度が判定されていると推測される．医師が求める介護認定度と実際に介護認定委員会で決定される介護認定度にしばしば齟齬がみられる．その際，著者は家族に変更申請をするよう伝え，訪問調査員による再度の基本調査と主治医意見書の作成となるが，著者は，初回の主治医意見書とまったく同一の内容で2度目の主治医意見書を作成している．初回と2度目の主治医意見書がまったく同じにもかかわらず，介護認定度が変更になる，たとえば，要支援2から要介護1に上がることをしばしば経験する．そこから医師による主治医意見書は，介護認定度の判定に活用されていないと確信するに至っている．初回と2回目の主治医意見書はまったく同じ内容であるにもかかわらず，介護認定度が上がるのは訪問調査員による基本調査の内容が異なるからであり，これを基に介護認定度が決定されている証ではないかといえる．

事例　抗認知症薬がいずれも副作用で服薬できず突発的な暴力行為を示す 82歳，男性，アルツハイマー型認知症

標的症状　**暴力行為**

**対応のポイント**

 患者と暴力を受ける家族との物理的な分離が最も望ましい．しかし，実際には両者は同居を継続しなければならないことが多いのでこの対策を実施することは困難である．

 家族に身体的危険が迫るときには薬物療法の開始を躊躇してはならない．

## 病歴と問診・診察，神経心理検査

　元体育教師．娘との2人暮らし．学校勤務を退職後 64〜76 歳まで公民館の館長をしていた．72 歳頃から数字や道順がわからないと訴えることがあった．74 歳時に入院したとき病室がわからなかった．79 歳時に妻が死亡した頃からもの忘れがより目立ってきたことから，近医でアルツハイマー型認知症と診断されドネペジル（アリセプト®）が処方されたが食欲不振のため中止になった．その後，ガランタミン（レミニール®）が開始されたが 16 mg の段階で立てない状態になり中止になった．さらに，メマンチン（メマリー®）が開始されたが 20 mg に増量後，食欲低下と脱力感が出現し中止になった．リバスチグミン（リバスタッチ®，イクセロン®）も 18 mg で食欲低下をきたし，現在 13.5 mg を貼付している．受診の 5 カ月前から壁を叩くなどの暴力行為が目立ち始め，抑肝散を処方されたがまったく効果がなかった．息子の顔がわからず，自分には息子はいないといっていた．3 カ月前から同居の娘を拳骨で殴る，革靴で頭を叩くなどの暴力行為が間欠的

に生じている．要介護 3 に認定され週 4 回デイサービスを利用しているが利用施設では比較的おとなしい．診察室では礼儀正しく穏やかにみえるが，自分の年齢を答えることもできない．連れてきた娘の顔には殴られた後の青あざが認められた．息子は他人と認識しているので暴力を振るうことはない．

## 初診時診断とその後の治療方針

　高度に進展したアルツハイマー型認知症である．抗認知症薬がいずれも副作用の出現で有効量まで達することができない状態のなかで暴力行為が増悪してきている事例である．患者の暴力行為によって同居している娘の身体的危険は高いことから早急に症状を軽減できる対策を講じるべきである．

### ▶非薬物療法

① 患者と暴力行為の対象となる家族との物理的分離が望ましい．本事例では，週 4 回デイサービスを利用しているので日中の娘への暴力行為は少ない．デイサービス利用回数を増やしたりショートステイなどを利用したりして患者と娘が離れている時間帯を増やすよう指導することが必要である．

② 問題は自宅で娘と患者が一緒にいる際の暴力行為への対策である．患者が暴力行為を起こす原因あるいは誘因を同定できるならば，それを避ける対応が最も望ましい．介護指導が困難な場合として暴力行為の原因や誘因を同定できず突発的に患者が暴力を振るうときである．今まで機嫌がよかった患者が突然怒り出す，暴力行為に及ぶ事例を経験することは少なくない．非薬物療法で対応可能か否か難しい問題であろう．とくに本事例のように同居の娘の顔を拳骨で殴る，革靴で叩くなどの暴力行為には早急な対策が必要といえる．薬物療法の開始もやむを得ないであろう．

③ 本事例では，娘に施設入所を勧めたが娘はなんとか自宅でもう少し介護を

していきたいとの希望があり，暴力行為にもなんとか耐えていきたいとのことであった．おそらく患者と娘との間には共依存と思われる関係が成り立っているのだろう．我々第三者からみると，拳骨や革靴で殴られるのであるから早めに施設入所をさせたほうが娘は楽になるのではないかと考えがちであるが，この娘は患者から物を投げつけられたり首を絞められたりしても同居を継続しているのである．このように共依存の関係にあると推測される事例では，特別の対策を講じずに娘からの被害状況を傾聴しながら診療を進めていけるようである．本事例はこの状況で3年以上外来通院を継続している．

### ▶薬物療法

① 暴力行為の軽減を期待できる薬剤は，抗認知症薬のメマンチン（メマリー®）か抗てんかん薬，抗精神病薬のいずれかであろう．抗認知症薬が処方されていない事例ではまずメマンチンをトライしてみるのがよい．メマンチンを使用しても標的症状の軽減を図れないときには抗てんかん薬か抗精神病薬を追加することになるが，患者あるいは介護家族に身体的危険が迫る際には早めに抗精神病薬の使用を考慮したほうがよい．

## その後の経過

オランザピン（ジプレキサ®）2.5 mg を開始したが効果に乏しいことから 5 mg に増量した．しかし，暴力行為の軽減はみられず，娘を殴る，蹴る，靴で顔を叩くなどの行動障害は継続していた．夜間の帰宅願望もみられ，深夜に出て行こうとする行動もみられる．リスペリドン（リスパダール®）1 mg 夕食後とブロチゾラム（レンドルミン®）1錠に変更したところ，暴力行為は消失したが逆に多弁となり足元が不安定な状態を示すようになった．さらに，嚥下機能が低下し食欲不振も出てきたのでリスペリドンは半量に減量するよう指示した．半量で暴力行為は収まり夜間の睡眠も比較的

良好なのでリスペリドンを中止するよう伝えた．中止後，ふらつきは軽減し嚥下も以前の状態に復していた．現在，週5日デイサービス，週末は1泊2日でショートステイを利用している．中止半年後，ときに物を投げる，娘を殴るなどの暴力行為はみられるが，娘はなんとか我慢できるとのことであった．1年後，突然怒りだして娘を殴る，壁に自分の頭を叩きつけるなどの行動障害は継続している．現在，独語や自室での排便行為，夜間の寝言，鏡に向かって話す，嚥下機能の低下，小股歩行もみられてきている．

## TIPS 本事例における非薬物療法・薬物療法のコツ

① 抗認知症薬の服薬でいずれも不都合な状態をきたしていることから，向精神薬の使用にも慎重さが求められる．暴力行為を抑えるためにはある程度の抑制効果を発揮できる薬剤を選択すべきである．オランザピンあるいはリスペリドンの選択を考える．

② リスペリドンは，0.5 mg あるいは 1 mg を初期投与量とし，症状の推移をみながら 0.5 mg あるいは 1 mg ずつ増量していくとよい．1日最大量をどこに設定するかは難しいが，著者は1日2 mg 前後まで増量しても効果がないときには他剤への変更を考慮するようにしている．2 mg からさらに増量する際には，薬剤性パーキンソニズムや嚥下障害などの発現に注意する（患者によっては1 mg でもこれらの症状が出現する可能性がある）．介護家族がある程度我慢できる用量にて留めておくことが肝要である．

③ 本事例では向精神薬もなかなか有効性を期待できず，最終的にはリバスチグミンのみで経過観察とならざるを得なかった．初診から3年を経過しているが患者の娘への暴力行為は断続的に継続している．著者は，娘に適切な介護施設への入所を勧めているが娘自身が依然として入所への

決断がつかない状態である.

## 臨床メモ　悪徳商法・訪問販売への対策（1）（家族が同居している場合）

①原則は，訪問販売や電話による悪質な勧誘を受けやすい日中に患者をひとりにさせないこと．家族が一緒にいるときには騙されることはまずないが，認知症患者がひとりだけで対応すると訪問してきた人間の口車に乗ってしまう危険性は高いといえる．隣近所に患者の病状などを話しておき不審な人間の来訪などに注意してもらうのがよい．電話によるしつこい勧誘があるならば，電話線を抜いておくのも予防策のひとつになるかもしれない．

②デイサービスやショートステイなどの公的サービスを可能な限り利用し日中自宅に患者がいる時間を可能な限り少なくする工夫をするとよい．近くに兄弟姉妹などの親戚がいる場合，その親戚に患者と一緒にいる時間を作ってもらうのもよい対策といえる．

③日中家族が留守をしているときに不要な購入契約などを結んでしまう可能性のあることを家族に伝える．その場合，定期的に自宅に不要な契約書などがないかを家族が探すことが必要である．

④通帳や印鑑，土地・家屋に関する重要な書類などを患者に管理させないことも重要であり，これらを家族が管理するよう伝える．

⑤まとまったお金を患者に渡さないようにすることも大切である．1日に必要な金銭だけをその都度患者に渡すようにすると，高価な品物をその場で買うことができないので高額商品を購入することができない．

⑥契約の内容によってはクーリングオフ制度を利用することも可能になると家族を指導するのもよい．

⑦最も安全な対策は成年後見制度の利用であるが，訪問販売などでその場にて大金を渡してしまった場合には，この制度は役に立たないことを家族に伝えるようにしたい．

# 第 7 章　感情障害（含易怒性）の治療

**事例**　感情障害，攻撃性が目立つ 87 歳，女性，アルツハイマー型認知症

**標的症状**　感情障害，攻撃性

**対応のポイント**

1. 感情障害や攻撃性が生じる要因を同定し可能な限りその要因を避けるよう家族を指導する．攻撃の対象になる家族と患者との物理的な分離が有効なこともある．

2. 薬物療法としては，認知症症状の進行抑制効果とともに感情の安定化を期待しメマンチン（メマリー®）の使用を考慮する．

## 病歴と問診・診察，神経心理検査

　息子一家と同居する 4 年前まで他県でアルツハイマー型認知症の夫の介護をしていた．1 年前に夫が死亡した頃から怒りっぽい状態がみられ，同居の嫁に物を投げつける，自分の思いが伝わらないと周囲に当たるようになった．思い込みが激しく感情の起伏が目立つ．「死んだ夫のところにいきたい，死にたい」といっては周囲を困らせる．同じことを何回もいうことが多い．しまい忘れやおき忘れが頻繁で終日探しものをしている．要介護 2 に認定され週 5 日デイサービスを利用している．身体的には歩行器を押して歩いているが明らかな巣症状はない．神経心理検査では，HDS-R は 23 点，MMSE は 19 点，NPI では興奮やうつ，脱抑制が目立つ．

## 初診時診断とその後の治療方針

　感情障害，攻撃性が目立つアルツハイマー型認知症と診断した．HDS-RやMMSEで評価される認知機能障害はいまだ軽度の段階と思われる．行動障害・精神症状BPSDが活発なアルツハイマー型認知症と判断しその後の治療方針を考える．

### ▶非薬物療法

① まず，現在の病名と病態を家族にわかりやすく説明する．臨床診断はアルツハイマー型認知症であり，アルツハイマー型認知症には，活発な行動障害・精神症状BPSDが目立たないおとなしいタイプと家族や周囲の人々が困る妄想や暴力行為，徘徊などの活発な行動障害・精神症状BPSDが目立つタイプに大別されることを伝える．本事例は後者に属する．後者では神経心理検査が比較的良好な成績を示す事例が少なくないことから認知症との診断に躊躇する場合もある．

② 日常生活のなかでどのような状況のときに患者が感情障害や攻撃性を示すのかを家族に尋ねる．対応の基本は，患者が怒りだす，攻撃性を示す状況を把握しその原因や状況を可能な限り避けることである．

③ 認知心理学の領域では，感情一致記憶と感情依存記憶という概念がみられる．前者は，そのときの感情や気分と一致する感情値をもった事柄は記憶されやすいとの考えである．たとえば，悲しい気分のときには悲しい事柄を，楽しい気分のときには楽しい事柄を記憶しやすいのである．後者は，ある感情状態で経験された事柄は，同一の感情状態になると想起されやすいとの考えである．たとえば，不愉快な気分のときに記憶された事柄は不愉快な気分のときに思いだしやすい．在宅，施設を問わず患者が楽しい，うれしい，幸福と感じる環境下では，たのしい出来事を記憶しやすく，楽しい，うれしいと感じているときには過去の楽しかったことを想起しやす

い．患者にとって気分のよい環境づくりが感情障害の発現抑制につながり，さらに感情の安定化を期待できるといえる．
④ 患者によっては，感情障害や易怒性の原因を同定できないこともしばしば経験する．たとえば，本事例では，温泉に連れていくと，湯船に入っているときにはとても穏やかであるが，湯船から出た直後に「こんなところにはきたくなかった！」と怒鳴り出したことがあった．家族はなぜ突然怒鳴りだしたのか心当たりはないと述べていた．このように患者が示す行動障害・精神症状 BPSD には必ずしも原因を探ることができないことも多い．
⑤ 患者と攻撃対象になっている家族とを物理的に分離する対応が有効である．たとえば，患者にデイサービスなどを利用してもらう方法である．本事例ではすでに週5日デイサービスを利用しているのでこれを継続するよう指導する．場合によってはショートステイの利用も考えるよう伝える．しかしながら，本事例と異なり患者本人がデイサービス利用を拒否することも少なくない．そのときには攻撃の対象となっている配偶者に逆にデイサービスなどを利用してもらうことで分離を図れるかもしれない．
⑥ 患者の行動や言動に家族や周囲の人間が振り回されないように心がけることも必要であると伝える．身近にいる人間は患者の易怒性に対してどうしても感情的な対応を取りがちである．少し距離をおいて患者と接することができるとよいのだが，なかなかそのような対応を取れないことも多い．患者の行動や言動に周囲が振り回されないよう指導することが重要である．

## ▶薬物療法

① 薬物療法の選択肢として，抗認知症薬のメマンチン（メマリー®），あるいは抗てんかん薬，抗精神病薬，漢方薬（抑肝散）があげられる．
② 本事例では，今まで抗認知症薬を処方されたことがないことから，認知症の進展抑制効果とともに患者の行動や感情，言動を安定化させる可能性を

もつメマンチンを第一選択薬とした.

## その後の経過

メマンチン 20 mg に増量後 2 カ月経ても患者の感情障害や攻撃性の軽減を得ることができなかった. 突然興奮状態になり, 近くの土手に上がって川に飛び込もうとする行動もみられた. 家族の精神的負担が大きいことから, 抗精神病薬のクエチアピン（セロクエル®）の併用を開始した. 25 mg 錠を 2 錠処方し, まず 1 錠だけ夕食後服薬を指示した. 服薬を 1 週継続しても効果が乏しいときには 2 錠に増量するよう伝えた.

## TIPS 本事例における非薬物療法・薬物療法のコツ

①メマンチンは, 抗認知症薬であるが同時に患者の行動や感情, 言動の安定化を期待できる薬剤である. 5 mg から開始し, 1 週ごとに 5 mg ずつ増量し維持量は 20 mg である. 傾眠やふらつきが出現する危険性があるので, 服薬は夕食後あるいは就寝前が望ましい. これらがみられない場合には朝食後でもよい.

②本事例のように行動障害・精神症状 BPSD を主な標的に使用するときには, 維持量を必ずしも 20 mg に設定する必要はない. 標的症状が軽減あるいは家族がこれでなんとか我慢できると考える用量でしばらく維持してもよい. 増量によって逆に過鎮静となる事態は避けるようにしたい.

③メマンチンで感情障害や攻撃性の軽減を充分図れないときには, メマンチンを継続しながらその他の抑制系薬剤（抗精神病薬や抗てんかん薬など）を選択し追加していく. 本事例では, クエチアピン（セロクエル®）25 mg 錠から開始した. 副作用として傾眠やふらつきがみられる可能性があるので日中の服薬は避け, 夕食後あるいは就寝前の服薬とする.

④病像の推移をみながらクエチアピンを 1 週間前後で 25 mg ずつ増量していく．1 日最大量を 100 mg 前後に設定するとよい．100 mg 前後に増量しても効果がみられないときには他剤に変更するか認知症専門医療機関に紹介するとよい．

## 事例　易怒性が目立つ92歳，男性，アルツハイマー型認知症

**標的症状**　易怒性

### 対応のポイント

① 高齢認知症患者にみられる易怒性に対してメマンチンが有効なことが多い．維持用量の設定は患者ごとに決定すべきである．

② 難聴を伴う認知症患者は被害的言動や易怒性を生じやすい．介護家族への介護指導（補聴器の使用や筆談，適切なコミュニケーション法）がより重要である．

## 病歴と問診・診察，神経心理検査

　91歳頃からもの忘れとちぐはぐな応答がみられるようになり，総合病院でアルツハイマー型認知症と診断されドネペジル（アリセプト®）5 mgが処方された．その後も散歩に出かけると自宅に戻れない，汚れた下着を便器内に入れるなどの行動障害が継続して認められ，さらに，入浴を勧めると大声を上げて怒り出すことが多い．家族によると，ドネペジルを服薬し始めた頃から易怒性がより目立ってきたとのことである．週4回デイサービスを利用しているが，そこには喜んで参加している．ショートステイ利用は拒否している．診察室では，高度難聴もみられ，診察に関する会話でも怒りだすことがしばしば観察された．

## 初診時診断とその後の治療方針

　難聴にて詳細な神経心理検査などは施行できないが，病歴や診察の様子から認知症に進展していることは明らかでありアルツハイマー型認知症の可能

性が高いが，高齢発症を考えると嗜銀顆粒性認知症などの非アルツハイマー型認知症も鑑別診断にあがる．医学的な病型診断よりも現在の問題は，患者が示す易怒性に対する家族の精神的な負担が大きいことであり易怒性の軽減を標的とする対策が求められている．

## ▶非薬物療法

① 下着を便器に突っ込むなどの行動障害に対して家族が戸惑いや怒りを感じていることから，認知症では周囲が迷惑と受け止める行動障害をしばしば取りやすいことなどを含めてその病態と特徴を家族にわかりやすく説明し，家族が病気を正しく理解するよう促すことが重要である．

② 高度難聴をもつ認知症患者では，家族や周囲の人々との日常会話を理解できないことから，被害的になるあるいは易怒性が目立つことが少なくない．補聴器の積極的な利用や筆談などを通じて周囲の人々の思いが患者に理解できる対応あるいは接しかたを心がけるよう指導する．

③ アルツハイマー型認知症では，経過中に易怒性や不穏，夜間の行動障害などが出現しやすいので，本事例にみられる易怒性もその一環である可能性を伝える．同時にドネペジルを始めとするコリンエステラーゼ阻害薬はいずれも患者の行動や感情，言動を活発化させる働きをもつこと，効果が過ぎると易怒性が認められる可能性があることを説明する．患者にみられる易怒性の一因としてドネペジルの過剰反応の可能性があることを伝えるとよい．認知症の状態や進行状況，家族の希望などとの兼ね合いでドネペジルを一時中止する選択肢も考えられる．

## ▶薬物療法

① 本事例で薬物療法を開始する際，まず行うべきことは，易怒性の誘因あるいは要因になっている可能性のあるドネペジルの服薬を継続するかあるいは減量，中止するかの判断である．その判断はなかなか難しい．ドネペジ

ルを中止することで易怒性の軽減を期待できる事例もあれば，中止をしても易怒性にはまったく変化がみられない場合もあるからである．後者では，ドネペジルが易怒性の原因になっていなかったことになる．
② 本事例では，ドネペジル開始後まもなくから易怒性が出現してきていることから，ドネペジルがその原因になっている可能性が高い．ドネペジルを一時中止あるいは減量を行いながら経過をみていく選択肢がよい．ドネペジルを中止あるいは減量しても易怒性の改善が得られないときにはメマンチン（メマリー®）あるいは抑制系薬剤，すなわち，抗てんかん薬，抗精神病薬，抑肝散などの漢方薬のいずれかを開始するとよい．
③ 本事例では，92歳と高齢なことから抗精神病薬や抗てんかん薬は使用したくない．比較的副作用の少ないメマンチンあるいは抑肝散などの漢方薬を第一選択薬として考えるのが適切である．とくに認知症症状の進行抑制効果をも期待してメマンチンをトライする意義はあるだろう．

## その後の経過

メマンチン5mg夕食後服薬を開始した．年齢を考えて漸増は行わず5mgのみで1カ月様子をみた．1カ月後の家族の話では，「この1カ月間怒ることは少なく機嫌よく過ごせるようになった．夜間もよく寝ている．嫌がっていたショートステイも2泊3日のペースで月2回利用することができた」とのことであった．利用している介護施設で日中うとうとしていることもあるとのことだったのでメマンチンは増量せず5mgで経過をみているが，その後5カ月間は自宅で安定した生活を送れている．家族もメマンチン5mgで充分と述べていた．

## TIPS 本事例における非薬物療法・薬物療法のコツ

① コリンエステラーゼ阻害薬を服薬中に易怒性や興奮などの症状が出現した際の対策を述べる 図21 ．選択肢は２つである．まず，現在のコリンエステラーゼ阻害薬を減量し（たとえば，ドネペジル 10 mg ならば 5 mg に減量），症状の推移を観察し，易怒性の軽減などが確認できればその用量で継続する．症状の軽減をみないときには減量した用量にメマンチンを併用する．ふたつめは，コリンエステラーゼ阻害薬の現在量にメマンチンを併用する方法である．メマンチンを併用しても易怒性などの軽減を図れないときにはコリンエステラーゼ阻害薬の減量を考慮する．いずれにしても，メマンチンを併用しても易怒性などの軽減を実現できないときには，他の抑制系薬剤を追加するしか方法はないようである．

② 易怒性や不穏，暴言などにメマンチンを使用する際，原則は 20 mg まで

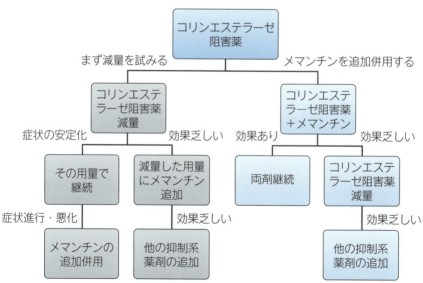

図21 コリンエステラーゼ阻害薬で易怒性などが出現したときの対策

**表6** メマンチン 20 mg 未満を維持量として考えるべき事例

- 高齢の患者（80歳代後半から90歳代）
- 小柄な患者（低体重）
- 腎機能低下が明らかな事例
- BPSD を標的に使用しているとき，標的症状の軽減が図れた段階の用量
- 有害事象（傾眠や浮動性めまい）が発現
- 過鎮静が疑われるとき

の増量であるが，患者によってはそれ未満の用量で維持したほうがよい場合も想定される．本事例のように90歳代の患者に使用する際には，より慎重に用量設定を行うべきである．高齢患者では当然腎機能の低下も予想されることから1日10 mgまでの使用に留めるのが無難である．**表6**は，著者が考えるメマンチンを20 mg未満で維持したほうがよい事例を示したものである．

# 感情障害（含易怒性）の治療

| 事例 | 易怒性や多動，睡眠障害が目立つ87歳，女性，アルツハイマー型認知症 |

| 標的症状 | 易怒性，睡眠障害 |

### 対応のポイント

1. 高度に進展した認知症患者にみられる易怒性や睡眠障害に対して有効な非薬物療法はないようである．
2. 自傷行為などがみられる場合には早急な薬物療法の介入が必要である．効果を期待しにくい非薬物療法に固執すべきではない．

## 病歴と問診・診察，神経心理検査

　15年前に認知症と診断されているが詳細は不明である．介護施設にて大声で叫ぶ，床にひっくり返り頭を床に打ちつける自傷行為，物を投げる，他利用者へ暴力行為などがみられることから，介護施設から今後のデイサービス利用継続が困難といわれ家族が相談受診した．現在，あるメンタルクリニックでクエチアピン（セロクエル®）25 mgとミアンセリン（テトラミド®）10 mg，フルニトラゼパム（サイレース®）1 mgが就寝前に処方されているが，精神症状の軽減はみられず夜間も寝ないことが多い．自宅でも終日騒いでいる．2カ月前にかかりつけ医からドネペジル（アリセプト®）3 mgが処方されたが易怒性が増悪し中止になっている．転倒による慢性硬膜下血腫の既往もある．診察では，歩行はなんとか可能であるが移動は主として車いすを使用している．名前や年齢を答えることもできず会話が成立しない．

## 初診時診断とその後の治療方針

　正確な病態の把握は困難であるが，認知症が高度に進展していることは明らかである．現在の問題点は，医学的診断よりも家族や介護施設が困っている行動障害・精神症状BPSDの軽減である．すでに他院で数種類の向精神薬の処方がなされており，今後の薬物療法をどうするかの問題があげられる．

### ▶非薬物療法

① 易怒性や睡眠障害は認知症が高度に進んだ結果として生じていることから，非薬物療法の実行はなかなか難しい．非薬物療法を困難にさせる要因のひとつに，介護施設などで他の利用者に暴力を振るう行動障害があげられる．施設側としては，利用者が暴力行為の被害者になることは絶対に避けたいと考えているのは当然であろう．暴力を振るう患者とその他の利用者を物理的に分離できれば問題はないであろうが，集団で生活をしている施設では現実的にはその対策は不可能に近い．認知症が軽度の段階ならば，利用する施設を変更することで患者の精神状態が落ち着く場合もあるが，本事例のように認知症が高度に進展している患者ではその対策もおそらく功を奏さない可能性が高い．

② 認知症診療の原則は非薬物療法であるが，場合によっては早期の段階から薬物療法を導入したほうがよい事例も少なくない．本事例でも衝動的な自傷行為がみられることから認知症介護本に書かれた月並みな対策では効果を期待できないと考えたほうがよい．薬物療法の開始を躊躇してはならない事例である．

### ▶薬物療法

① 高度認知症に進んでいる高齢患者にみられる易怒性や多動，興奮，睡眠障

害に対してどの薬剤を選択するかは難しい問題である．選択可能な薬剤は，抗認知症薬のメマンチン（メマリー®），あるいはベンゾジアゼピン系睡眠薬を含む睡眠薬，鎮静効果の強い抗うつ薬，抗精神病薬，漢方薬（抑肝散など）であろう．本事例ではすでにベンゾジアゼピン系睡眠薬のフルニトラゼパムと抗精神病薬のクエチアピン，抗うつ薬のミアンセリンの少量が組み合わされて処方されているが効果を示していないようである．

② 認知症でみられる行動障害・精神症状 BPSD の治療に際して 1 種類の薬剤を増量していくのか，あるいは作用機序の異なる向精神薬を組み合わせて使用するのかに関して定説はないが，著者は 1 剤を選択して患者の症状の推移をみながら増量する方法を心がけている．

③ 一般的には，現在までに抗認知症薬が使用されたことがない事例には，まずメマンチンの処方を開始し増量しながら行動障害・精神症状 BPSD の推移をみていくのがよい．メマンチンを開始してもそれらの症状の軽減を図れないとき，メマンチンを継続しながら向精神薬のいずれかひとつを選択するのがよい．

## その後の経過

すでに前医で処方されていたクエチアピンとミアンセリン，フルニトラゼパムは継続しながらメマンチン 5 mg から開始した．20 mg に達した時点でも標的症状の軽減がみられず，自宅内で暴れる，物を投げつける，自分の頭を柱に叩きつけるなどの行動障害に変化はみられなかった．次の対策として，クエチアピンとミアンセリン，フルニトラゼパムのすべてを中止し，代わりにオランザピン（ジプレキサ®）2.5 mg 就寝前の服薬に変更した．1 週後，症状に変化はなく終夜騒いでいる状態が継続することからオランザピンを 5 mg に増量した．しかし，症状の軽減はみられず終夜大声をあげて騒ぐ状態は継続していた．増量 2 週後に自宅内で転倒したとの連絡を受けた

後通院が途絶えた.

## 本事例における非薬物療法・薬物療法のコツ

① 自傷行為を含む著しい行動障害を呈する本事例では, 早期から薬物療法の開始を躊躇してはならない. 抗認知症薬が処方されていないときには, 患者の行動や感情, 言動の安定化を目的にメマンチンを試みることは誤りではないが, 本事例のような過剰な行動障害には最初から抗精神病薬を選択したほうがよいかもしれない. 図22 は, 鎮静効果を期待し選択したオランザピンの処方手順を示したものである. 傾眠やふらつきが生じ

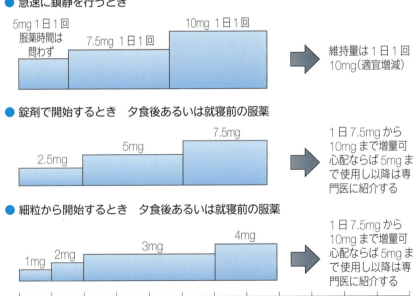

図22 オランザピン（ジプレキサ®）処方の手順

る可能性を考え夕食後あるいは就寝前服薬が原則である．
② 認知症でみられる行動障害・精神症状 BPSD に向精神薬，とくに抑制効果の強い抗精神病薬を使用する際，標的症状の軽減がある程度図られ，介護家族あるいは介護施設がこれでなんとか我慢できる，なんとか対応することが可能であると考える用量に留めておくことが肝要である．標的症状をもう少しなんとかしよう，あるいは完全に押さえ込もうとすると患者の状態を逆に悪い方向に向けてしまうことが多い．
③ 認知症が進んだ結果としてみられる行動障害・精神症状 BPSD には薬物療法も効果を充分発揮できず，逆に転倒や嚥下困難などの有害事象を惹起させてしまうことも多い．本事例も抗精神病薬の増量が原因か否かはわからないが自宅内で転倒した後受診が途絶えてしまった．このように治療途中で通院してこなくなる事例が少なくないのもまた認知症診療の現実である．

# 第7章

## 事例
易怒性にバルプロ酸が著効した73歳，男性，アルツハイマー型認知症

### 標的症状
**易怒性**

### 対応のポイント

 易怒性がみられるアルツハイマー型認知症でコリンエステラーゼ阻害薬が先行して処方されている場合にはメマンチンの追加併用を考える．

 抗てんかん薬は，感情安定薬の役割をもっていることから易怒性に対して効果を期待できる．とくに抗精神病薬を使用したくない場合には選択肢として考慮すべきである．

## 病歴と問診・診察，神経心理検査

　62歳時，近くのスーパーの駐車場に自分で駐車をしたことを忘れてしまい車を盗まれたと警察に通報したことがきっかけでアルツハイマー型認知症との診断を受け，ドネペジル（アリセプト®）5 mgが開始された．69歳時，物をなくしたときに息子の責任にすることが多くなりドネペジルが10 mgに増量された．その頃から易怒性や易刺激性が目立ってきたことから当院認知症疾患医療センターに相談受診となった．ドネペジル10 mgにメマンチン（メマリー®）を追加処方し，20 mgまで増量した結果，易怒性などは軽減し精神的には安定化してきた．その後，4年近くは安定した状態で経過していたが，73歳になった頃から再び易怒性が再燃し妻に対して暴言を吐くことが多くなってきた．終日患者から怒鳴られることから何とかしてほしいとの妻の希望である．

## その後の治療方針

アルツハイマー型認知症では，易怒性や不穏，易刺激性はしばしばみられる精神症状である．易怒性がみられるとコリンエステラーゼ阻害薬の副作用であると断定しコリンエステラーゼ阻害薬を中止する医師がみられるが必ずしも適切な選択ではない．コリンエステラーゼ阻害薬を中止することで認知症症状のさらなる進行悪化を招き，介護家族の負担をより増大させる結果になることも少なくない．コリンエステラーゼ阻害薬を服薬中に易怒性がみられたときに考えるべき点を表7に示した．

**表7 コリンエステラーゼ阻害薬服薬中に易怒性などがみられたとき考えること**

- アルツハイマー型認知症の経過でみられる行動障害・精神症状 BPSD が出現・増悪した場合
- 疾患の進行・悪化に合致した対応を家族や周囲ができない，それに患者が反応
- アルツハイマー型認知症ではなく，実はレビー小体型認知症の可能性はないか
- 薬剤による活性化が易怒性や不穏の増悪などを招いている場合（リスポンダーではないか）

### ▶非薬物療法

① 易怒性などに対して環境整備が重要なことは当然であるが，認知症が進行したアルツハイマー型認知症患者をみていると，原因なく怒り出す事例をしばしば経験する．患者が示す行動障害・精神症状 BPSD をすべて環境因，すなわち家族の対応の悪さや環境の圧力などのせいにするのは介護家族を追い込み苦しめるだけである．

### ▶薬物療法

① 図23（図21再掲）は，コリンエステラーゼ阻害薬服薬中のアルツハイ

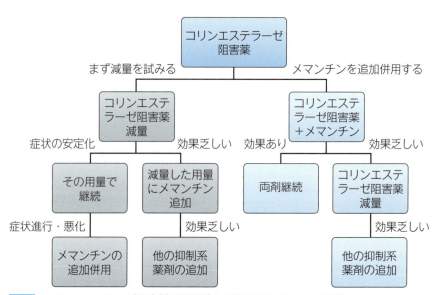

図23 コリンエステラーゼ阻害薬で易怒性などが出現したときの対策

マー型認知症患者に易怒性などがみられた際の方針を示したものである．選択肢は，コリンエステラーゼ阻害薬の現在量からの減量か，あるいは現在量にメマンチンを追加するかのふたつである．本事例では，ドネペジル10 mgにメマンチン20 mgがすでに追加されている．両剤にて約4年間は易怒性などの出現はみられず精神的には安定化していたことからドネペジルによる易怒性の可能性は低いと判断される．おそらくアルツハイマー型認知症の経過に伴って易怒性などの亢進が目立ってきたものと思われる．抗認知症薬を継続しながら他の薬物療法を考えていくべきである．

② その他の抑制系薬剤を使用する場合，抗てんかん薬あるいは抗精神病薬，漢方薬などが選択肢としてあげられる．「かかりつけ医のためのBPSDに対応する向精神薬使用ガイドライン（第2版）」には抗てんかん薬に関する記載はほとんどないが，著者の経験では，抗てんかん薬のバルプロ酸（デパケン®，バレリン®など）あるいはカルバマゼピン（テグレトー

ル®）が易怒性に効果を示す事例がみられる．バルプロ酸とカルバマゼピンのどちらがより有効かの判断基準はないが，著者は血液異常や皮膚症状などの有害事象の危険性を除外はできないが後者のほうが易怒性などに対して軽減効果をより期待できるように感じている．
③ 易怒性が比較的軽度の場合には，有害事象の少なさからカルバマゼピンよりバルプロ酸をまず選択することも少なくない．バルプロ酸を使用した際には傾眠や食欲低下の副作用がみられることがあるので注意をしたい．

## その後の経過

本事例では，易怒性のみでしかも比較的介護の負担が少ないことからバルプロ酸を1日400 mg朝夕食後の服薬から開始した．1カ月後の診察では易怒性はまったくなくなり穏やかな生活を送っているとのことであった．患者本人も調子はとてもよいと述べていた．

## TIPS 本事例における非薬物療法・薬物療法のコツ

① バルプロ酸は，各種てんかんに対しては1日400〜1,200 mgを2〜3回に分けて服薬となっているが，認知症診療では1日200〜400 mgを分2（徐放製剤では1回）から開始するとよい．開始量として，年齢や体重などを考慮しなければならないが400 mgから開始してもよい印象を著者はもっている．年齢や症状から200 mgからの開始も選択肢のひとつである．
② 著者の経験では，1日400〜600 mgに増量しても易怒性などの軽減を図れない事例ではそれ以上増量しても効果を期待できない可能性が高いので他の抑制系薬剤に変更したほうがよい．
③ バルプロ酸の服薬でまれに食欲低下がみられることがある．過食のみら

れるアルツハイマー型認知症患者に使用するとよいかもしれない．また，高齢認知症患者では傾眠もしばしばみられる副作用である．著者の経験では，傾眠がみられた場合には現在量からの減量を指示しても服薬の継続は困難なことが多いので中止をしたほうがよい．

## 臨床メモ　悪徳商法・訪問販売への対策（2）（独居の場合）

　独居認知症患者の場合には対策はきわめて困難になる．なぜなら患者が騙されていることを把握することが難しいからである．そもそも患者が自ら自分は騙されたといいだすことは皆無であり，隣人も近所付き合い程度の間柄では，患者宅の様子を観察することもないので騙されたことが発覚するのは難しい．また，他人が患者宅に理由もなく入ることはできないので騙されていることを把握することがますます困難になってくる．考えられる対策を以下に述べるが，実行不可能なことも多いと考えたほうがよい．

① 患者の生活状況や行動の把握が最も重要といえる．なぜならば隣人や友人，民生委員などが患者の生活や行動に異変を感じることが介入の始まりになるからである．独居の患者宅に見知らぬ人間がよく出入りしている，大きな品物を自宅内に持ち込んでいる人間がいるなどの異変に気づくことで近隣の住民や警察が初めて動き出すことができる．

② 医療あるいは介護・看護がどの時点で介入できるかが悪徳商法・訪問販売への対策開始の決め手になる．2018 年から全国の市町村で運用が開始されている認知症初期集中支援チームが自宅を訪問することである程度の対策を講じることができるかもしれない．

③ 独居でも身寄りがまったくないのかあるいは遠方に子どもなどがいるのかによって対策は異なる．身寄りがまったくない独居患者では，本人が納得するか否かの問題はあるが，成年後見制度を利用し患者の財産保全を目的に後見人が選任されれば騙される可能性は相当低くなり，患者本人が勝手に結んだ契約を破棄することもできる．遠方に子どもなどがいる場合には，その子どもを呼んで対策を相談するとよい．

# 第 8 章　睡眠障害の治療

**事例**　夜間寝ずに騒いでいる 90 歳，女性，アルツハイマー型認知症

**標的症状**　睡眠障害

## 対応のポイント

 高齢認知症患者の睡眠障害に対してベンゾジアゼピン系睡眠薬は可能な限り使用しないほうがよい．

 メマンチンが認知症患者の睡眠障害，夜間の行動障害に有効性を期待できるかもしれない．とくに高齢認知症患者では認知症症状の進行抑制効果とともに睡眠障害に対する第一選択薬になり得る．

## 病歴と問診・診察，神経心理検査

　　86 歳時にアルツハイマー型認知症と診断されたが抗認知症薬の処方はなされていなかった．もの忘れ外来に連れてきた息子によると，最近，睡眠覚醒のパターンがおかしい，2，3 日間まったく寝ずにその後の 3 日間はほとんど寝ている状態を繰り返しているとのことであった．近くの医院からリスペリドン（リスパダール®）0.5 mg とラメルテオン（ロゼレム®）1 錠が処方されたので夕食後に服薬させているが，1，2 時間寝た後に深夜起きだして朝方まで騒いでいる．なんとか夜間寝かせることはできないかとの相談受診である．問診では，自分の年齢を答えることもできない．半年前にかかりつけ医で施行された HDS-R は 8 点であった．

## 初診時診断とその後の治療方針

　4年前にアルツハイマー型認知症と診断されたが積極的な治療がなされてこなかった事例である．認知症は高度に進展しており，これに伴って睡眠覚醒リズムが崩壊し極端に不規則な睡眠覚醒障害をきたしている．深夜に騒ぐので家族全員が安眠できず精神的な負担が大であり，早急に患者の睡眠障害への対策が求められている事例である．

### ▶非薬物療法

① 原則として睡眠覚醒リズムの正常化を目的に介護指導を行う．夜間寝かせることを考えるよりも日中の活動性を高める対応をすべきであると家族に強調することが重要である．日中の家族による働きかけやデイサービスなどの利用によって可能な限り患者を日中寝かせないようにする．本事例ではすでに週5回デイサービスを利用し日中の活動性を高める工夫をしているがそれだけでは睡眠障害への効果は不充分といえる．

② 本事例では，認知症は高度に進展し不規則な睡眠覚醒障害を呈していることから，朝一定の時刻に起床する，午前中の日光浴，昼寝は午後3時前の20分以内などの睡眠衛生指導の施行はほとんど不可能である．仮に家族がそれらを勧めても患者が受け入れることは困難であろう．非薬物療法では本事例の抱える問題は解決しないと判断したほうがよい．

### ▶薬物療法

① 睡眠障害に対して効果を期待できる薬剤は，（非）ベンゾジアゼピン系睡眠薬，あるいはメラトニン受容体作動薬，オレキシン受容体拮抗薬，鎮静効果の強い抗うつ薬，抗精神病薬などである．90歳という年齢を考えると，抗コリン作用が強いベンゾジアゼピン系睡眠薬は転倒などの危険性や夜間せん妄の発現などから選択しにくい．本事例では，メラトニン受容体

作動薬のラメルテオンが抗精神病薬との併用で処方されているが効果がみられていない．年齢を考えると，鎮静効果の強い抗うつ薬や抗精神病薬も第一選択薬として考慮すべきではない．

② 著者は，本事例のように高齢アルツハイマー型認知症患者で睡眠障害が問題になる事例には，まずメマンチン（メマリー®）の服薬を試みることが多い．メマンチンは，患者の行動や感情，言動の安定化を期待できる薬剤であり，患者によっては副作用としてやや傾眠がみられることから，睡眠障害や夜間の行動障害が目立つ患者にはよい適応と考えている．メマンチンを高齢認知症患者に使用する場合，5 mg で睡眠障害の改善を期待できると同時に不都合な状態（日中の傾眠やふらつきなど）を惹起する可能性もあるので，家族には困ったことあるいは服薬継続で悩むときには医師に連絡を入れるよう伝えておくことが重要である．5 mg の服薬で支障はないときには 10 mg，さらに 15 mg，20 mg までの増量を試みる．

③ メマンチンを増量する際，ある用量まで増量したときに傾眠やふらつきなどが出現したときにはその前の用量に戻して経過をみるように家族に伝えておくようにしたい．効果と副作用を天秤にかけながら維持量を決定すればよい．必ずしも 20 mg までの増量にこだわる必要はない．たとえば，睡眠障害が主な標的症状の場合，10 mg の段階でメマンチンによって良好な睡眠を確保できるならば，しばらく 10 mg で継続する選択も考えられる．

## その後の経過

初診後にメマンチンを処方し夕食後の服薬を指示した．家族によると，午後 7 時にメマンチン 5 mg を服薬後，患者はすぐに入眠し夜間に覚醒し騒ぐことはまったくなくなった．翌日起こせば起きるが朝食後に再び寝てしまう，デイサービスでも傾眠が多いとのことであった．暴言や易怒性はまったくみられなくなった．しかし，家族は今まで夜間 1 時間ごとに起こされて

いたことを考えると，現在の状態のほうがはるかに負担は少ないと述べていた．ショートステイ利用先の施設で一時メマンチンを10 mgに増量したところ，足元がふらつき歩行ができない状態になったことがあるので．睡眠障害の充分なコントロールはできていないが現在メマンチン5 mgで経過をみている．

## TIPS 本事例における非薬物療法・薬物療法のコツ

① メマンチンの処方手順に特別なコツはない．5 mgから開始し1週ごとに5 mgずつ増量する．原則として維持量は20 mgであるが，認知症症状の進行抑制効果とともに睡眠障害に使用する際には，患者の年齢や病像を考慮しながら20 mg未満での維持量も考えるようにしたい．
② 本事例のように高齢患者にメマンチンを使用する際にはより少量で効果を発現することも少なくない．標的とする行動障害・精神症状BPSDの軽減がみられ，介護家族の身体的ならびに精神的負担が軽くなった段階の用量で留めておくことも選択肢のひとつである．
③ 服薬開始時にみられる副作用として，傾眠と浮動性めまいが出現することがあるので注意する．さらに抑制がかかりすぎた結果，過鎮静となる可能性を常に頭の隅において経過をみていくことが重要である．
④ 睡眠障害に対してメマンチンが効果を期待できないとき，次にどの薬剤を選択するかの判断は難しいが，高齢者にはベンゾジアゼピン系睡眠薬の使用は避けたほうがよい．ラメルテオン（ロゼレム®）は本事例では効果がないことからオレキシン受容体拮抗薬のスボレキサント（ベルソムラ®）をトライしてみる価値があるかもしれない．スボレキサントは，発売当初では15 mgと20 mg錠しか使用できなかったことから，高齢認知症患者では15 mgでも翌日への持ち越し効果がみられることもあり使

用しにくい状況であったが，2016年末に10 mg錠が発売されたことからより低用量での処方が可能になっている．メマンチンに追加併用することで睡眠障害に効果を期待できるかもしれない．

⑤ 本来は使用を避けるほうがベターであるが，どうしてもベンゾジアゼピン系睡眠薬を選択せざるを得ない場合，著者は比較的副作用が少ないと思われるブロチゾラム（レンドルミン®）0.25 mgをメマンチンに併用し就寝前の服薬としている．非ベンゾジアゼピン系睡眠薬ならば，投薬日数の制限がないエスゾピクロン（ルネスタ®）1 mgあるいは2 mgをメマンチンに併用している．

# 第8章

**事例** 幻覚と不眠，夜間の行動障害で介護施設が困っている87歳，女性，アルツハイマー型認知症

**標的症状** 不眠，夜間の行動障害

### 対応のポイント

1. アルツハイマー型認知症とレビー小体型認知症の鑑別が困難な事例では，薬剤過敏性などを考えレビー小体型認知症を想定した薬物療法を考慮する．

2. 高度認知症では睡眠薬単独での効果は期待しにくい．非定型抗精神病薬単独あるいは睡眠薬との併用を試みる．

## 病歴と問診・診察，神経心理検査

　83歳時に夫が死亡，その頃にはすでにもの忘れ症状はみられていた．受診の半年前から自室に虫がいるなどの幻覚の訴えが出現し，さらに近くに住んでいる弟が死んだ，家の前で交通事故があったなどの妄想がみられ始めた．かかりつけ医からチアプリド（グラマリール®）150 mgと抑肝散7.5 gが処方されたが，興奮が余計ひどくなりすぐに中止された．2カ月前から徘徊が頻繁となり1カ月前にグループホームに入所となった．施設では，妄想に支配され他の利用者に攻撃的になることが多く，ときに暴力行為寸前の状態がみられる．夜間は処方された睡眠薬で30分は熟睡するが午前2〜3時頃に覚醒し「掃除をしないと」，「弟が外で待っている」などといいながら室内をウロウロしている．スタッフの声かけで居室に戻るがすぐに出てきて同様の行動がみられ明け方までその繰り返しになっている．介護施設から睡眠障害と夜間の行動障害の軽減を求められ相談受診になった．症状に動揺性がみられ，調子がよいとものわかりがよくにこにこしているが調子が

悪いと表情が険しくスタッフの介入を拒否する．診察では，表情は豊かで動作緩慢はみられるが四肢に明らかな筋緊張の異常はなく振戦もみられない．MMSEは10点，ADAS-J cog.は35点であった．

## 初診時診断とその後の治療方針

少なくとも5年間の病歴を有する認知症である．病態的にはレビー小体型認知症の可能性が高いが，高度アルツハイマー型認知症も完全には否定できない．幻覚や妄想などの精神病症状や錐体外路徴候あるいは失行としての動作緩慢は高度に進んだアルツハイマー型認知症でもしばしばみられるものであり，レビー小体型認知症と臨床的には明確に鑑別することが難しい場合が少なくない．さらに，高齢者では病理学的に両者の合併も想定されることから臨床診断はより困難といえる．医学的な病型診断にこだわるよりも本事例で求められていることは，介護施設が困っている睡眠障害と夜間の行動障害をどう軽減するかである．

### ▶非薬物療法

① 介護施設への入所当初に患者が夜寝ない，さらに，夜間の行動障害（施設内徘徊や他利用者の部屋に侵入するなど）によって施設側が困り果てて医療機関に相談受診してくる事例が少なくない．介護施設の対応や工夫によってなんとかならないのだろうかとつい考えてしまうのであるが，医療機関に相談をすぐにもちかける介護施設は行動障害・精神症状BPSDに対する充分な介護スキルをもち合わせていない場合が多いので環境整備などの非薬物療法の実施を期待することは難しいようである．

② 夜間の睡眠障害に対して，夜なんとか寝かせようと対策を講じるよりも日中の活動性を高める工夫をすべきである．デイサービスやデイケアの活用，午前中の日光浴や散歩などを勧めるなどその患者にあった対策を考え実践するよう家族あるいは介護施設に指導を行うことが重要である．

③ 実際には認知症が高度に進展すると，言語による疎通性の低下や発動性の減退などから日中動こうとしないことが多い．さらに，朝決まった時間に起床できず，起こしても昼近くまで寝ている患者もみられる．無理に起こすと激高する患者もいるので睡眠衛生指導だけでは睡眠の確保に限界を感じることが多い．

### ▶薬物療法

① 認知症患者を寝かせるための薬剤は，いわゆる睡眠薬の一群と鎮静効果の強い抗うつ薬，抗精神病薬，漢方薬（抑肝散）などであろう．本事例では，レビー小体型認知症による薬剤過敏性のためか，抗精神病薬のチアプリドと抑肝散では逆に興奮性が高まる結果になっていた．本事例での病型診断は困難であるが，薬剤過敏性などを踏まえてレビー小体型認知症を想定した薬剤選択を行うようにしたい．

② 認知症が高度に進展していることから睡眠障害をベンゾジアゼピン系睡眠薬あるいは非ベンゾジアゼピン系睡眠薬のみでコントロールすることはおそらく困難であろうと推測される．睡眠薬よりもより抑制効果の強い薬剤を選択すべきであろう．中途半端に催眠効果をもたらす薬剤の使用は，夜間の睡眠確保が難しく，トイレ歩行の際に脱力やふらつきによる転倒，さらに骨折という事態を惹起しかねない．

③ レビー小体型認知症でみられる行動障害・精神症状BPSDに対して一般的にはクエチアピン（セロクエル®）の使用が望ましいとされる．少量から開始し漸増が原則である．クエチアピンとオランザピン（ジプレキサ®）は糖尿病患者には禁忌なことから，糖尿病を伴う認知症ではリスペリドン（リスパダール®），あるいはペロスピロン（ルーラン®）などの非定型抗精神病薬かチアプリド（グラマリール®）などの定型抗精神病薬を選択するしかない．

④ レビー小体型認知症でクエチアピンの効果がみられないときには，次善の

薬剤に苦慮するが，糖尿病がなければペロスピロン，糖尿病があるならばリスペリドンが選択肢になるかと思われる．

## その後の経過

　薬物療法としてクエチアピン25 mg夕食後，就寝前にかかりつけ医から出ていたゾルピデム（マイスリー®）5 mgの服薬を開始した．2週間後，両剤ではまったく症状に変化がみられないことから，オランザピン2.5 mg就寝前の服薬に変更した．3週後，夜間の睡眠障害と独語に変化はなかったが日中穏やかに過ごせるようになってきている．さらに，ゾルピデムに代えて中間作用型のフルニトラゼパム（サイレース®）1 mgの併用を行った．両剤の服薬で夜間の睡眠は朝方3, 4時間を確保することが可能になった．フルニトラゼパムを2 mgに増量するとふらふらして転倒のリスクが高いとのことで現在，オランザピン2.5 mgとフルニトラゼパム1 mgで経過をみているが介護施設からのさらなる要望はみられない．

## TIPS 本事例における非薬物療法・薬物療法のコツ

① 認知症が高度に進展した段階で受診してきた場合，実臨床ではアルツハイマー型認知症とレビー小体型認知症との鑑別に苦慮することが少なくない．医師として病型診断も重要であるが，家族や介護施設が困っている問題を優先し対応する選択肢も忘れないようにしたい．両者の鑑別ができないときには原因疾患としてレビー小体型認知症を想定し薬物療法を開始すると痛い目にあうことが少ない．

② 睡眠障害に対する薬剤選択として，非定型抗精神病薬単独かあるいはこれと睡眠薬の組み合わせをトライしてみるとよい．レビー小体型認知症ではクエチアピンが推奨されているので，糖尿病がなければ25 mgから

開始し25 mgずつ増量していく．1日最大量を100 mg前後に設定し，効果の発現がみられないときには他の非定型抗精神病薬への変更を考慮する．睡眠薬は，ベンゾジアゼピン系睡眠薬よりも非ベンゾジアゼピン系睡眠薬のゾルピデムあるいはゾピクロン，エスゾピクロンのいずれかを考慮する．ベンゾジアゼピン系睡眠薬ならば，ブロチゾラム（レンドルミン®）がよい．

## 睡眠障害の治療

**事例** 独居生活で不安症状と夜間の不眠が著明な 90 歳，女性，アルツハイマー型認知症

**標的症状** 不安症状，睡眠障害（不眠）

**対応のポイント**

1. 独居の認知症患者では，不安感や恐怖心から夜間の不眠や物盗られ妄想を派生することが少なくない．不安感や恐怖心の軽減を図れる環境作りを中心に介護指導を行う．

2. 睡眠薬を使用する際には，なるべく抗コリン作用の少ない薬剤を選択する．オレキシン受容体拮抗薬のスボレキサントが有効な事例があるので試してもよい．

## 病歴と問診・診察，神経心理検査

　もの忘れ外来受診の 2 カ月前から急に気力の低下が出現し，今までできていたことができなくなったので生きていく自信がないと訴え始めた．近医を受診し，うつ状態と診断され抗うつ薬のセルトラリン（ジェイゾロフト®）50 mg が処方された．娘からの病歴聴取では，長年独居であるが 2 カ月前までは生活に支障はなかった．その頃にいろいろなことが重なり患者は気落ちしていた．夜間熟睡ができず寂しさを訴えるので 1 カ月前から娘が同居している．外出したくないと訴える．診察室では，口数が少なく発動性の低下は明らかであった．本人は「体調がよくない，歩くとふらふらしえらい，体調がよくないと気分が滅入る」と述べていた．身体的に問題はない．MMSE は 25 点，HDS-R は 25 点，ADAS-J cog. は 7 点であった．脳 SPECT 検査では，両側頭頂葉後部と後部帯状回で脳血流の低下が観察された．

## 初診時診断とその後の治療方針

　臨床像から認知症の有無を判断することは困難であったが，脳SPECT検査の結果を重視するとアルツハイマー型認知症の可能性を否定できない．不安症状が顕著なことから，まず精神状態の安定化を治療の主眼とし，すでに処方されているセルトラリンを75 mgに増量した．

### ▶非薬物療法

① 高齢で不安感を訴え受診してくる患者を診療する機会は多い．その原因のひとつに独居生活における不安感や恐怖心が潜んでいることが少なくない．多くの事例では認知症に進展してきた結果，生活を継続することに対する漠然とした不安感，周囲の環境を充分認知できないことからくる恐怖心などから患者はパニック状態に近い病態を示すようになる．独居患者の場合，生活の場の整備が必要であり，可能ならば家族との同居あるいは適切な介護施設への入所によって患者の安心感あるいは恐怖心の軽減を図れると精神状態の安定を確保できる．

② 家族と同居している患者で不安感や恐怖心を訴える場合，まずその原因を同定することが必要である．実は些細なことで患者が不安感を抱いている場合も少なくない．患者の不安感の原因除去が最も優先されるべき対策である．

### ▶薬物療法

① アルツハイマー型認知症の前駆症状あるいは初期症状として抑うつ症状や不安症状が前景に立つ事例をときに経験する．このタイプのアルツハイマー型認知症を診断したとき，抗認知症薬を処方する前に精神症状の安定化を目的に抗うつ薬をトライする選択肢も考えられる．選択する薬剤として，SSRIとしてパロキセチン（パキシル®），あるいはセルトラリン，エ

スシタロプラム（レクサプロ®），SNRIではデュロキセチン（サインバルタ®）などの使用を考えるとよい．
② 著者は，高齢認知症患者には副作用が比較的少ないセルトラリンあるいはエスシタロプラムを選択することが多い．

## その後の経過

セルトラリン 75 mg に増量後，焦燥感の軽減，外出も可能となってきたが身体症状へのこだわりは持続し日常生活への不安感と不眠は継続していた．家族からどうしても夜間の睡眠を確保してほしいとの強い希望があったので，スボレキサント（ベルソムラ®）15 mg 就寝直前の処方を開始した．家族は，午後 7 時半にスボレキサントを服薬させているが 8 時間の睡眠の確保が可能になってきている．睡眠を取れることで死にたいとの訴えもなくなってきた．

## TIPS 本事例における非薬物療法・薬物療法のコツ

① 2014 年秋，従来のベンゾジアゼピン系睡眠薬と作用機序のまったく異なる新しいタイプの睡眠薬が上市された．オレキシン受容体拮抗薬のスボレキサントである．著者も認知症患者を含む高齢者を中心にスボレキサントの処方を行っているが比較的催眠効果を期待できるようである．発売当初は 15 mg 錠と 20 mg 錠しかなかったが，2016 年に 10 mg 錠が発売されている．認知症高齢者ではまず 10 mg から開始をするのがよいようである．ベンゾジアゼピン系睡眠薬服薬の既往のないアルツハイマー型認知症にトライしてみる価値はある．
② スボレキサントの市販直後調査によると，頻度の多い副作用は，傾眠ならびに悪夢，頭痛，浮動性めまい，倦怠感，悪心などであった．傾眠を

示した事例の81％は，起床時から午前中に発現しており，そのうちの83％は昼までに回復していたとのことであった．悪夢の79％は服薬初日に出現しており，多くは服薬中止で回復している．

③ 著者は，アルツハイマー型認知症患者に少数ではあるが，スボレキサント15 mgを使用した経験をもつが，睡眠障害に著効する事例もあるがまったく効果を発現しない事例や昼頃まで睡眠効果が持ち越される事例もみられるので，効果に関しては患者によって大きく異なる印象をもっている．スボレキサントは，今まで睡眠薬を使用したことがない患者を選択し処方すると効果を期待できるが，すでにベンゾジアゼピン系睡眠薬を服薬しているが睡眠効果のない，あるいは乏しい患者に代替薬として使用しても効果を期待できないとされている．

④ 処方の手順としては，まずスボレキサント10 mg錠から開始し，睡眠障害の推移を注意深く観察し効果がみられるならばその用量で継続し，効果不充分ならば15 mgに増量を試みる．高齢認知症患者には20 mg錠の使用は避けたほうがよいようである．なお，スボレキサントは処方箋上は就寝前ではなく就寝直前となっているので注意したい．

⑤ スボレキサントで効果がみられないとき，次の薬剤をどう選択するかの判断は難しいが，転倒などのリスクを承知しながら（非）ベンゾジアゼピン系睡眠薬を追加するか，あるいはより抑制効果の強い抗精神病薬などを使用するか悩むところである．もしメマンチン（メマリー®）を服薬していない場合には，スボレキサントにメマンチン5 mgからの併用が睡眠障害に効果を期待できる可能性があることから試みるとよい．すでにメマンチンが処方されている事例では，著者は催眠効果をもつクエチアピン（セロクエル®）を12.5 mgあるいは25 mgの用量で追加することが多い．

**事例** 夜間せん妄を示す89歳，女性，アルツハイマー型認知症

**標的症状** 夜間せん妄

**対応のポイント**

1. 夜間せん妄を発現した後では非薬物療法は効果を期待しにくい．夜間の睡眠確保のために薬物療法を援用するようにしたい．
2. 非定型抗精神病薬と睡眠薬の併用が夜間せん妄，あるいは夜間に行動障害を伴う睡眠障害に効果を期待できる．

## 病歴と問診・診察，神経心理検査

　　85歳時にアルツハイマー型認知症と診断し，抗認知症薬のガランタミン（レミニール®）が開始され16 mgで維持されていた．認知症症状の進行に伴い2年後に24 mgに増量するも消化器系副作用で服薬継続ができなかった．88歳になった頃から易怒性や暴言がみられ始め，HDS-Rも12点に低下しているのでメマンチン（メマリー®）の併用を開始し10 mgで維持している．午後11時に電話をかけてきて，「2週間前から背中や腰が痛い，死ぬ死ぬ」と叫ぶ，夜から朝にかけて5分おきにトイレに行き，病院に連れていけと叫び続けるので自分たち（家族）が寝られないので困っている．実際に1日2回救急外来に連れていったがどこも悪くはないといわれた．家族が夜間2時間くらいしか睡眠を取れない．今も「警察に病院へ連れていってもらうからと警察を呼べと叫んでいる」との相談を受けた．

## 初診時診断とその後の治療方針

　　初診から5年近くを経過しているアルツハイマー型認知症であり，難聴

に加えて認知症が進んだ結果，現在，自宅で夜間せん妄を生じていると判断される．介護家族は，この1週間ほとんど睡眠を取ることができないほど疲弊している．早急にせん妄の軽減を図りたい事例である．

### ▶非薬物療法
① 夜間せん妄の予防には，日中しっかり覚醒し夜間充分な睡眠といった生活リズムの維持が重要であるが，すでにせん妄を生じてしまった後で受診してきた場合，睡眠覚醒リズムの確立などの非薬物療法だけでは改善しにくいことが多い．

### ▶薬物療法
① 89歳と高齢なことから向精神薬を使用しづらい事例であるが，家族の身体的負担を考えるとなんらかの薬剤を使用せざるを得ないであろう．夜間せん妄の治療の原則は，睡眠覚醒リズムの是正である．そのためにはベンゾジアゼピン系睡眠薬を始めとする睡眠薬あるいは抗精神病薬，メマンチンなどが選択対象になるかと思われる．メマンチン（メマリー®）が未使用の患者では，まず催眠効果を期待しメマンチンをトライしてもよいが，せん妄が中等度以降に進展しているときにはあまり効果を期待できないようである．

② 夜間せん妄に対して睡眠薬単独での使用では効果を期待できないことが多いが，高齢の認知症患者でせん妄が軽度の場合には，睡眠の確保を期待してトライをしてもよいかもしれない．かかりつけ医の先生がたにとってはベンゾジアゼピン系睡眠薬あるいは非ベンゾジアゼピン系睡眠薬が使用に慣れている薬剤と思われるが，すでにせん妄を発現している場合にはこれらの単独使用だけでは効果を期待することは難しいかもしれない．オレキシン受容体拮抗薬のスボレキサント（ベルソムラ®）は，今までの睡眠薬と作用機序が異なることから軽度の夜間せん妄に対して睡眠確保をできる

可能性があることから一度は使用してもよいかもしれない．
③ 著者は，非定型抗精神病薬と睡眠薬との併用療法をしばしば夜間せん妄の患者に用いている．よく使用する薬剤は，クエチアピン（セロクエル®）25 mg にベンゾジアゼピン系睡眠薬のブロチゾラム（レンドルミン®）あるいは非ベンゾジアゼピン系睡眠薬のゾピクロン（アモバン®）7.5 mg，エスゾピクロン（ルネスタ®）2 mg の組み合わせである．糖尿病が存在するときにはクエチアピンは禁忌なのでリスペリドン（リスパダール®）を 0.5 mg あるいは 1 mg と睡眠薬との併用をしている．
④ オランザピン（ジプレキサ®）は，鎮静作用とともに催眠効果も期待できることから単剤で 2.5 mg を夕食後の服薬としている．単独では睡眠の確保ができない場合には少量の睡眠薬を追加している．
⑤ 四環系抗うつ薬のミアンセリン（テトラミド®）あるいはトラゾドン（レスリン®，デジレル®）なども効果を期待できる薬剤である．

## その後の経過

　89 歳と高齢なことから抗精神病薬などは最初から使用したくないので，まず睡眠効果を期待してスボレキサント 15 mg 夕食後の服薬を開始した．服薬 1 日目は朝まで睡眠が可能であったが 2 日目以降では終夜起きて騒いでいた．4 日後の再来にてスボレキサントだけでは夜間の睡眠確保は困難と判断し，クエチアピン 25 mg とブロチゾラム 0.25 mg の処方に変更した．具体的な服薬方法として，まず夕食後あるいは午後 8 時頃にクエチアピン 25 mg だけを服薬させるよう家族に伝えた．これだけで効果がないときにはブロチゾラム 0.25 mg を一緒に服薬するよう指示を出した．1 週後の家族の話では，クエチアピンだけでは睡眠は不充分なので 2 日目からブロチゾラムも併用しているとのことであった．両剤併用でも午後 9 時頃から入眠し午前 2 時頃に覚醒し以降は多弁で攻撃的な言動をしていた．しかし，両剤で効果を期待できそうなのでクエチアピンを 50 mg に増量しブロチゾ

ラム 0.25 mg との併用継続とした．2 週後の診察では夜間に数回トイレに
いくが朝 6 時までおとなしく寝ているとのことであった．その 3 週後，家
族の話ではクエチアピンを 25 mg に減らしているが夜間の状態は安定して
いるとのことであった．

## TIPS 本事例における非薬物療法・薬物療法のコツ

① 自宅でのせん妄を判断することは難しいかもしれないが不眠に加えて夜間に不穏や多弁，幻視，自宅内の徘徊などがみられるときには単なる不眠だけではなく夜間せん妄に進展していると判断したほうがよい．すでにせん妄を生じてしまった段階では非薬物療法だけでは対応は困難である．ある程度の薬物療法を援用し睡眠覚醒リズムの再構築を図ることになる．

② 夜間せん妄では，まず夜間の睡眠確保が治療の第一歩である．どの薬剤を選択するかに定説はないが，著者は，ベンゾジアゼピン系睡眠薬などの睡眠薬だけでは効果を期待できないことが多いように感じている．むしろベンゾジアゼピン系睡眠薬などの抗コリン作用によって余計夜間の行動障害などが増悪することもあり得る．ある程度，抑制作用の強い薬剤を使用せざるを得ない．

③ 非定型抗精神病薬とベンゾジアゼピン系睡眠薬あるいは非ベンゾジアゼピン系睡眠薬の併用が効果を期待できるのではないかと思われる．図24 に夜間せん妄あるいは夜間の行動障害を伴う睡眠障害に対する両剤の処方例を示した．非定型抗精神病薬を夕食後に服薬，睡眠薬は非定型抗精神病薬と一緒に夕食後に服薬するか，あるいは非定型抗精神病薬服薬後 1～2 時間して服薬する方法が勧められる．後者では非定型抗精神病薬でやや覚醒度が低下してきたときに睡眠薬を服薬させると効果を期待でき

睡眠障害の治療

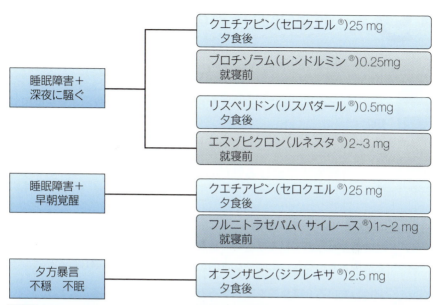

図24 夜間せん妄や行動障害を伴う睡眠障害の処方例

るからである．

# 第9章 性的逸脱行為の治療

**事例** 介護施設で性的逸脱行為が頻繁な68歳，男性，アルツハイマー型認知症

**標的症状** 介護施設における性的逸脱行為

### 対応のポイント

1. 性的逸脱行為の生じる状況の分析を行うことで対策を講じることができる場合もあるが，衝動的な性的逸脱行為には対策を講じにくい．
2. 利用している介護施設を変更すると行動障害が軽減することもあるので試みてよい対策である．
3. 抗精神病薬などの薬物療法には効果を期待しないほうがよい．

## 病歴と問診・診察，神経心理検査

　62歳頃から運転をする際にもの忘れがみられ，出かけた後に2回ほど自宅に物を取りに帰る行動があり妻はおかしいと感じ始めていた．その後，夜間運転をすると道に迷い自宅に戻れないことがあった．飲酒をした後に睡眠を取ると夜間に覚醒しすでに辞めた仕事場に出かけようとする行動がみられ，妻が止めようとすると暴力行為に及ぶことがあった．65歳時に仕事を辞めてからは自宅で寝ていることが多い．当院初診時のHDS-Rは21点，MMSEは26点，ADAS-J cog.は13点であった．脳SPECT検査にて両側後部帯状回で血流低下を認めたことからアルツハイマー型認知症と診断しドネペジル（アリセプト®）を開始した．その後，認知症症状は緩徐に進

行・悪化し，とくに易怒性や暴言が活発となりデイサービスやショートステイの施設で他の利用者と喧嘩になることもしばしばあった．初診から1年後，3カ月単位で老人保健施設への入所と退所を繰り返すようになっている．その施設で性的逸脱行為が頻繁になってきたとのことで相談受診になった．

以下に介護施設からの報告を抜粋する．

女性看護学生に対して後ろから抱きついて胸をわしづかむ行動があった．すぐに看護師が気づいて声をかけ患者を引き離した．本人は「驚かせようとしたら怒られちゃった」と薄笑いをしながらその場を離れた．女性看護学生や看護師が介助のために後ろを向いていると，お尻を触る，なで回す行為がしばしばみられる．女性ケアマネジャーが「ごはんはおいしく食べられていますか」と尋ねると，「これでは少ない，あんたみたいに太りたいわ」といって女性ケアマネジャーの胸を触ろうとしたので，慌ててその場を離れた．女性利用者の車いすを押して女性トイレに入ろうとしたので介護スタッフが止めようとしたら薄笑いを浮かべて指で何かを揉むような仕草をして離れていった．

## 初診時診断とその後の治療方針

アルツハイマー型認知症が進行した結果，介護施設に短期入所となっているが，そこで性的逸脱行為が頻繁にみられ介護スタッフや利用者に対しての暴言もしばしばみられている．現時点では，施設利用を断られるわけではないがこれらの行動障害が継続すると利用を断られるのではないかと妻は心配をしている．薬物療法としては，ドネペジル5 mgとメマンチン（メマリー®）20 mgが処方されている．性的逸脱行為への対策や助言を求められている事例である．

## ▶非薬物療法

① 認知症診療のなかで性的逸脱行為は対応が難しい行動障害のひとつである．介護している女性スタッフに突然抱きつくなどの衝動的な性的逸脱行為を未然に防ぐことはことさら困難である．

② 利用している介護施設の男性施設長から患者にやや強い口調で注意してもらうと，外面のよい患者ではそのような行動を控えるかもしれない．外来受診している患者では医師から注意をする方法もあるが，大抵の患者は診察室では自らの性的逸脱行為を否定するので，実際の現場をみていない医師が強い指導を行うと逆効果となる場合も多い．

③ 介護や看護などを男性スタッフが中心になって行うと性的逸脱行為の抑止効果を期待できる．在宅で生活をしている男性認知症患者が女性訪問ヘルパーに対して性的逸脱行為を行うとの相談を時折受けるが，その際にも男性ヘルパーが訪問するあるいは女性と男性ヘルパーがペアになって訪問すると行動障害の抑止になる．表8 に著者が経験した性的逸脱行為の事例を呈示した．性的逸脱行為を行う多くは男性患者であるがまれに女性患者にもみられることがある．

### 表8 認知症患者にみられる性的逸脱行為の自験例

- 嫁や女性の孫が入浴しているのを覗く
- 同居する女性家族の下着を触る，隠す，身につける
- 配偶者の布団に入り性器を触る
- 介護する嫁の体を触る，抱きつく
- 裸になって性器をみせる
- 女性の訪問ヘルパーに性的関係を迫る
- 介護スタッフに意味なく贈り物を渡そうとする，拒否すると刃物を突きつける
- 介護スタッフが自分と付き合っていると思い込み，そのスタッフが他の利用者に声をかけると怒りだす．その利用者を攻撃する

④ 利用している介護施設を変更する対策が効果を示す場合があるので，事情が許すならば施設の変更を試みるとよい．

### ▶薬物療法

① 「かかりつけ医のための BPSD に対応する向精神薬使用ガイドライン（第2版）」には，性的脱抑制に抗精神病薬の使用を考慮するが，科学的根拠は不充分であると記載されているが抗精神病薬によって行動の抑制がなされることで結果として性的逸脱行為を起こさなくなるのであって，抗精神病薬が性的逸脱行為を直接抑えるわけではない．抗精神病薬によって行動全般が抑制されることになるので日常生活動作は著しく低下することを忘れないようにしたい．
② 著者は，以前に同様の性的逸脱行為に対してリスペリドン（リバスタール®）を使用した経験がある．81 歳の男性アルツハイマー型認知症で介護施設にて女性利用者を自室に連れ込んで関係をもとうとしたり自宅で女性の宅配業者に抱きついたり胸を触る行動がみられたことからリスペリドンを開始した．3 mg まで増量したところ，性的逸脱行為は軽減してきたが自宅でまったく動かない，流涎がひどくなった事例を経験している．
③ リスペリドン以外に効果が期待できる薬剤は鎮静効果の強いオランザピンであろうが，著者は性的逸脱行為に使用した経験がないので薬効などを述べることはできないが，効果や有害事象の問題などはリスペリドンと変わりはないと思われる．

## その後の経過

前述の非薬物療法をひと通り施行してみたが性的逸脱行為の軽減は得られず，老人保健施設を退所し利用者が少ない個人経営の介護施設に入所となった．そこでは，暴言はみられるが性的逸脱行為は発現していないとのことである．100 名以上が居住する老人保健施設は患者にとって刺激が強すぎた

のかもしれない．

> **TIPS 本事例における非薬物療法・薬物療法のコツ**
>
> ① 性的逸脱行為がみられるとき，介護家族や施設には薬物療法を含めて有効な対策が乏しいことを明確に伝えておくことが重要である．
> ② 介護施設での性的逸脱行為に関しては，その施設や他利用者がどれだけ許容できるかを考える．施設側が病態をある程度理解し受け入れてくれる場合にはその施設に対応を任せるべきであろう．他の利用者に迷惑が及ぶ場合や施設から利用を断られる際にはその施設での患者の利用を一時中止するか利用施設の変更を考えるとよい．

## 性的逸脱行為の治療

| 事例 | 自宅で嫁に性的関係を迫る 84 歳,男性,血管性認知症 |

| 標的症状 | **自宅での性的逸脱行為** |

**対応のポイント**

☞① 性的逸脱行為の生じる状況の分析を行うと対策を講じることができる.

☞② 患者が示す性的逸脱行為に対して場合によっては家族あるいは介護スタッフが毅然とした対応をすることも重要である.

☞③ 自宅での性的逸脱行為に対しては患者の性的興味を刺激する生活環境を見直すよう指導する.

## 病歴と問診・診察,神経心理検査

　息子夫婦と 3 人暮らし.3 年前に脳梗塞で入院,歩行がやや不安定である.2 年前から日時や曜日がわからない.1 年前から妻が 2 人いるといい張るようになってきた.3 カ月前に妻は病死したが,死んだことがわからず,「家内はどこにいった? 買い物に出かけたのか?」などと何回も家族に尋ねる.現在,嫁が困っていることは,嫁が入浴中に患者が風呂場を覗くことである.また,嫁が寝ているときに一度下着を脱がされそうになったことがあった.しきりに性行為をしたいと嫁にいい寄ることもあるので嫁が怖がっている.デイサービス利用施設でも気に入った特定のスタッフにいい寄ることが多く,そのスタッフが他の利用者に声をかけると怒りだしてしまう.患者はそのスタッフと付き合っているとの妄想を抱いているようである.

# 初診時診断とその後の治療方針

すでに血管性認知症と診断されており,現在の問題は自宅での嫁に対する性的逸脱行為と介護施設での恋愛妄想への対策である.

## ▶非薬物療法

① 性的逸脱行為を示す患者への対応は困難な場合が多いが 表9 に示す対応策を指導すると効果を期待できることがあるので試みるとよい.

② 性的逸脱行為を示す患者に対して正面からそのようなことをしてはいけな

#### 表9 性的逸脱行為への対策の実際
(川畑信也.これですっきり! 看護・介護スタッフのための認知症ハンドブック.中外医学社:2011,表20より引用)

- 深刻でないあるいは卑猥な言葉を述べるだけならば,冷静な対応を行うよう家族に伝える.「また,そんなおいたはいけませんよ」などといってその場から離れるようにする
- 実際の行動にまで及ぶ際には対応はなかなか難しい.患者と性的対象になっている家族を物理的に離す(別居する,施設に入所させるなど)のが有効な方法かもしれないが実現性に乏しいことが多い
- 患者が意見を聞き入れる可能性のある家族が,患者さんにやんわりと注意するよう指導する.注意によってしばらくはそのような行為がみられなくなる可能性がある.また,女性家族も性的逸脱行為を受けたときには毅然とした態度で拒否することが大切である
- 患者が風呂場を覗く行為に対しては,患者が寝入った後に女性家族が入浴する,あるいは女性家族が入浴しているときに他の家族が患者と談話をする時間をもち,覗けないように工夫するとよい
- 性的興味を抱かせる物を患者の目に触れないようにする.たとえば,女性家族の下着を干す場所を考慮する,性に関して興味本位に書かれた雑誌などを机の上などに置いておかないなどの配慮が必要
- デイサービスやショートステイなど多くの利用者のいる施設で性的逸脱行為がみられると相談を受けることがある.施設側が患者の示す行動障害を受け入れてくれるならばよいが,そうでない場合には一時的に利用を中断せざる得ないことも多い

いと伝えても，自分はそんなことはしていないと否定するかあるいは怒りだしてしまう場合が多い．それでも患者が意見を聞き入れてくれる可能性のある家族が患者にやんわりと注意をするよう指導することは必要であろう．本事例では，同居している長男が患者にきちんと注意をしたほうがよいと思われるが，予想通り患者はそんなことはしていないと否定している．次善の策として，風呂場を覗く行為に対しては，患者が寝入った後に嫁が入浴するあるいは嫁が入浴しているときに長男が患者と談話をする時間をもち，覗けないように工夫する指導がよいかもしれない．

③ 性的逸脱行為の生じる状況の分析を行うと対策を講じることができる．認知症患者では，周囲の環境に影響されて性的逸脱行為を示す場合があるので患者の性的興味を刺激する生活環境を見直すよう指導する．女性家族が入浴する時間帯や女性家族の下着を干す場所を工夫する，夏場に女性家族，とくに若い女性は肌を露出する衣服の使用を家庭内では避ける，性的興味をそそる雑誌を放置しない，性的興味をあおるテレビやビデオを患者にみせないなどの対策を考えるようにしたい．

④ 性的逸脱行為を生じる状態によって対策は異なる．性的逸脱行為が家族内に限られた行動なのか，あるいは介護施設や公衆の場での行動に波及しているのかを考える．家庭内に限られた性的逸脱行為の場合，その行動によってどのように家族が迷惑を被るかを考える．たとえば，患者が裸で室内を歩き回る，配偶者の了承を得ずに性的行為を強要するなどの場合にはその家族がある程度我慢すればよいことかもしれない．しかし，嫁に性的行為を求める，孫娘の入浴を覗くなどの行動に対しては許容できないことが多い（著者は，患者に入浴を覗かれた孫娘が精神的ショックから登校拒否に至った事例の相談を受けたことがある）．患者と性的逸脱行為の対象となる家族との物理的分離などを考えるべき事態である．

⑤ 施設での性的逸脱行為，あるいは本事例にみられる恋愛妄想などに関してはその施設が患者の示す性的逸脱行為をどれだけ許容できるかが問題とな

る．施設側がなんとか我慢できる，あるいは対応してくれると述べるならば，その状態で経過をみていくのがよい．介護施設が我慢できないと述べるならば，なんらかの対策を講じることになるが性的逸脱行為に対して有効な非薬物療法を思いつかないことが多い．
⑥ 毅然とした対応を示すことも必要である．患者が卑猥な言葉を投げかけてくる程度ならば，笑って「そんなことをいってはいけませんよ」くらいの対応でよい．しかし，女性スタッフの胸や股間を触る，抱きついてくるなどの行動障害に対しては周囲が毅然とした態度で患者の行動を注意し制止すべきではないかと著者は考えている．病気だからなんでも許されるわけではない．患者にはそのような行動の非をきちんと示しておくべきであると著者は考えている．
⑦ 具体的な対策を講じることが困難な場合が多いことも覚えておくべきである．公衆の場でズボンをおろして性器をみせる，エレベーターのなかで隣の人間に抱きつくなどのように患者が突発的な性的逸脱行為を示すときには対応が困難になることが多い．予防的な対策を講じにくい行動障害には，周囲の人々が対策や予防を諦めるしかない．出現した性的逸脱行為に迅速に対応するしか方法はないと思う．対策を講じにくい性的逸脱行為も多いことから家族や周囲が諦めることが選択肢になるかもしれない．

### ▶薬物療法

① 有効な薬物療法はないが，使用するならば行動制限を目的に抗精神病薬のいずれかを選択することになる．かかりつけ医の先生がたは定型抗精神病薬のチアプリド（グラマリール®）が使い慣れた薬剤かもしれない．非定型抗精神病薬ならばリスペリドン（リスパダール®）がよいかもしれない．

## TIPS 本事例における非薬物療法・薬物療法のコツ

① 認知症診療で性的逸脱行為に関する相談は，二大相談事である睡眠障害あるいは暴言・暴力行為に比して数は多くないが有効な薬物療法がないことから対策を講じることが難しいことが多い．
② 性的逸脱行為は非薬物療法にも限界があり，最終的には家族あるいは介護施設側が我慢をするしかないであろう．

## 臨床メモ 非薬物療法がうまくいかない要因を考える

　非薬物療法がうまくいかない要因には，①家族，特に主たる介護者の理解力が不良，②患者が周囲の助言や意見を受け入れない，理解できない，③病前から介護者と患者との関係が不良，④そもそも非薬物療法では対応できないBPSD，⑤具体的な非薬物療法の手順が浮かばない，⑥家族が非薬物療法では納得しない，⑦家族が薬物療法を強く希望するなどがあげられる．
　患者ならびにその家族毎にうまくいかない理由は異なるかとは思うが，長年認知症診療の第一線で働いていると実臨床では非薬物療法が第一とはならないことのほうが多いように感じる．非薬物療法が第一と教条的に唱えている医療従事者は，実際の現場を知らない，実臨床に携わっていないのではないかと思われるがいかがであろうか．

# 第10章 アパシーの治療

> **事例** 無為，無関心が著明な85歳，女性，アルツハイマー型認知症

> **標的症状** 無為・無関心（アパシー）

### 対応のポイント

1. アパシーには周囲からの積極的な働きかけ，個別のアクティビティが効果を期待できるとされるが実臨床での実効性に乏しいことから有効性に疑問が残るといえる．
2. アパシーにはコリンエステラーゼ阻害薬が第一選択薬である．
3. SSRI あるいは SNRI などの抗うつ薬の効果は不確実であるが一度は試みてよいかもしれない．

## 病歴と問診・診察，神経心理検査

　　同居の娘からの病歴．受診の半年前まではもの忘れ以外にはとくに気になることはなかった．半年前に知人が死亡した頃からおかしな言動がみられ始めた．たとえば，患者が今日は小学生の孫を休ませないといけないというので，理由を尋ねると「今日はおじいさんの葬式だから」と述べたが当人は10年以上前に死亡している．紅茶のなかにチョコレートを入れさらに耳かきを入れる行動がみられた．新しく購入した洗濯機の使いかたがわからないと嘆いていた．この2週間で尿失禁がみられるようになっている．食欲が進まず，1回の食事で茶碗3分の1程度しか米飯を食べない．夜間の睡眠に問題はない．

診察では，口数が少なく自分から喋ることはなく生気に欠ける．俯いていることが多い．明らかな運動障害を認めないが手押し車を押して歩行している．

神経心理検査では，MMSEは22点，HDS-Rは20点，ADAS-J cog.は20点であった．MRIでは頭蓋内に局在病変を認めない．

## 初診時診断とその後の治療方針

もの忘れ症状に奇異な言動や行動がみられる患者である．アルツハイマー型認知症の可能性を考えるが鑑別診断としてうつ・抑うつ状態があげられる．鑑別の考えかたは本書の目的ではないので割愛するが，本事例はアパシーが主体のアルツハイマー型認知症と診断した．抗認知症薬としてガランタミン（レミニール®）の処方を開始し，デイサービスなどの利用を勧めた．臨床経過では，自宅ではほとんど動かない，とくに午前中は調子が悪く朝食はヤクルトと薬を飲むだけである．デイサービス利用を本人が嫌がるのでなかなか利用開始ができない．夕方になるとやや元気が出てくる．夜間を問わず寝ていることが多い．

### ▶非薬物療法

① 認知症診療では，妄想や興奮，徘徊などの活発な行動障害・精神症状BPSDに治療の焦点が向かうことが多いが，実臨床で対応に難渋するのは自発性の低下，意欲の減退，無為・無関心（アパシー）が主体のアルツハイマー型認知症である．終日ぼっとして何もしない患者，家族や周囲から勧められてもなんら行動をしない患者，じっと俯いて動かない患者をどう活発にするかを問われるのであるが非薬物療法として有効な対策が浮かんでこないことが多い．

② 教科書的には，周囲からの積極的な働きかけが重要であるといわれるが，実臨床では働きかけても何もしない患者が少なくない．とくに身近な家族

はどうしても感情的な激励や叱責で対応をしてしまうことから患者が余計内向してしまうことが多い．デイサービスなどの利用がよいといわれるが，実際にはデイサービス施設でも何もしないまま過ごすことが少なくない．介護施設側も手間がかからないことから利用時間内で放置されてしまうことが多いようである．著者の外来には介護施設から迷惑行動が多いので対処を希望したいとの相談・依頼は多いが，患者の意欲がないのでなんとかしてくださいとの相談・依頼はほとんどこないことから，アパシーで介護施設が困っていることはないのだろうと推察される．

③ 認知症診療，とくにアルツハイマー型認知症ではアパシーが本質的な病態ではないかと著者は考えているが，なかなかそのような視点で医療や介護が進まないのは残念である．「認知症疾患 診療ガイドライン 2017」で「アパシーに有効な非薬物療法・薬物療法は何か」とのクリニカルクエスチョン（CQ3B-7）に対して，個々の認知症患者に合わせて構築されたアクティビティはアパシーの軽減を期待できるとし，その後に具体的な提案が記載されているが，現実問題として果たして実行ができるのかは疑問であろう．

## ▶薬物療法

① アルツハイマー型認知症との診断確定後，おとなしいタイプには行動や感情，言動の活発化を期待しコリンエステラーゼ阻害薬のいずれかを処方するのが原則である．「認知症疾患 診療ガイドライン 2017」でもコリンエステラーゼ阻害薬が適応患者には第一選択薬として推奨されている．本事例ではガランタミンを開始し，その後ドネペジル（アリセプト®）に変更したりして 5 年ほど経過をみているが記憶障害を含めてアパシーの改善はまったくみられなかった．

② 抗うつ薬として SSRI あるいは SNRI に効果が期待できるかもしれないことから，本事例でもまずデュロキセチン（サインバルタ®），次いでエス

シタロプラム（レクサプロ®）をトライしてみたがアパシーに対してまったく効果をみることはなかった．

③「認知症疾患 診療ガイドライン2017」では，メマンチン（メマリー®）も有効である可能性があると記載されているが，著者の経験ではメマンチンでアパシーが軽減した事例は皆無である．むしろ行動や感情，言動への抑制効果が出現する可能性を排除できないことから，アパシーが主体のアルツハイマー型認知症には原則として使用すべきではない．

## その後の経過

現在まで5年ほど経過をみているがアパシーの改善はまったく認められず，診察室でも発語はなく閉眼していることが多い．呼名するとすぐに開眼するが俯いてしまい，「はい」との返事がある程度である．朝食後に食事だけでなく薬剤の服薬もできにくいので昼食後の服薬に変更している．

## TIPS 本事例における非薬物療法・薬物療法のコツ

① アパシーが主体のアルツハイマー型認知症には周囲からの積極的な働きかけ，デイサービス利用下での個別活性化のプログラムなどしか有効な介護指導を思いつかないのが現状である．自発性の低下，意欲の減退を主とするアパシーを示す患者に対して家族はどうしても感情的な働きかけ（たとえば，どうしてもっと動かないの！　といって叱りつける）をしてしまうことが多い．この感情的な働きかけは，逆に患者を萎縮させますます内向きになってしまうことを家族に説明することが重要である．

② 適切な考え方がどうかは別にして，家族はアパシーを始めとするおとなしいタイプの認知症のほうが介護負担は少ないと感じることが多いようである．介護施設の方も周囲が困る行動障害・精神症状BPSDを示す患

者よりもアパシーが主体でおとなしい患者のほうが受け入れやすいあるいは受け入れたいと考えていることが多いようである.
③ 介護の領域では,アパシーという病態の理解が充分できていないことが多く,しばしばうつではないかと疑われ,精神科関連の医療機関を受診するよう家族に伝えることが少なくない.アパシーという病態を介護スタッフなどに説明できるスキルを身につけておきたい.

## 臨床メモ 臨床医にとって認知症治療で大切なことは何か

　認知症,とくにアルツハイマー型認知症で薬物療法を選択する際に根拠とするのは,治療ガイドラインでの推奨度あるいはメタ解析の結果,臨床治験の成績,各医師の失敗や反省などに基づく臨床経験の4つがあげられる.著者は,これらの位置付けを以下のように考えている.

　前者3つは,認知症治療の方向性を示してくれるが実際の道順(具体的な手順)を教えてくれない.たとえば,目的地に到達するためには南に向かえばよいと示唆してくれるが目的地に行く道がたくさんあるときにどの道を選択すればより効果的に目的地に到達できるのか,どの道が最も安全であるかについて教えてはくれない(抗認知症薬を使用するように示唆をするが,具体的にどの抗認知症薬を選択したらよいかまでは教えてくれない).

　一方,実臨床では,いずれかの道を選択すること(たとえば,コリンエステラーゼ阻害薬3種のうちどれかを選択すること)を迫られることになる.そして,実臨床では自分が選択した道が正しいのか否かを評価することができない.なぜならばひとりの患者に対してある抗認知症薬を選択した場合と別の抗認知症薬を選択した場合を並行して評価することが不可能だからである.ふたつの選択を同時に行うことができない.自身が選択した治療が正しかったのか否かを常に考えながら治療を進めていくしか実臨床では選択肢はないといえないであろうか.

# 第11章 介護困難事例の治療

**事例** 食事をしない79歳，女性，アルツハイマー型認知症

**標的症状** 食欲不振

**対応のポイント**

1. 食事を摂れないのか，摂らないのかを見極めることが必要．前者ではまず器質的疾患の除外，後者ならばどのように経口摂取を進めるかの工夫を考える．

2. リバスチグミンが食欲不振を改善する，食欲を増進させる効果を期待できるかもしれない．経口摂取が進まない事例に試みるとよい．

## 病歴と問診・診察，神経心理検査

　　73歳頃からもの忘れ症状がみられ，76歳時にアルツハイマー型認知症と診断されドネペジル（アリセプト®）が開始された．初診時のHDS-Rは11点であった．その後メマンチン（メマリー®）が追加併用されている．在宅生活に限界がみられたことから78歳になる直前に特別養護老人ホームへ入所になった．半年前から気分の変動が著明になり食事の摂取が進まない，抗認知症薬の拒薬などがみられ始めた．他の入所者とトラブルになり殴られたこともある．4カ月前から施設の食事をほとんど食べず菓子や果物をひと口かふた口食べる程度になってきている．水分量は1日200 mL前後しか摂取しない状態であり，体重が8カ月で10 kg減少した．介護施設から今後の対応を求められている．

## 初診時診断とその後の治療方針

　アルツハイマー型認知症と診断された段階で認知症は中等度からやや高度に進展しており，その後介護施設に入所している患者である．現在の問題は経口摂取をほとんどできない，あるいはしないことである．認知症は高度に進展していることから，特別な介入をせず自然経過を見守る選択肢も考えられる．息子は，積極的な治療を望まず介護施設近くの総合病院での看取りを希望していた．

### ▶非薬物療法

① 認知症診療のなかで経口摂取が進まないから診察をしてほしいと依頼をされることが少なくない．認知症患者で食欲低下を示すときにまず考えるべきことは，食事を摂れないのかあるいは摂らないのかを見極めることである．前者では，食べるあるいは食べたい意思はあるが嚥下困難を生じる病態が背景に存在している可能性を考え器質的疾患を除外することが必要である．たとえば，MRI 検査で無症候性ラクナ梗塞が増加していることで嚥下困難が進んでいることが判明する場合もある．一方，認知症症状が進んだ結果，発動性の低下や関心の喪失，失行などが原因で食べる行動をしない，食物と認識できない，箸やスプーンの使い方がわからないことがあって食事を摂らない場合もしばしば観察される．

② 食事を摂らない場合には，食事の形態を変える，好きな物を食べてもらう工夫をする，主食と副食をひとつの皿に盛りつける（注意障害のために複数の皿に関心が向かないことからひと皿にする），味付けを少し濃くする，あるいは辛みを増す（アルツハイマー型認知症では嗅覚・味覚障害のために味がわからなくなり食べないこともある），食器を考える（白い茶碗のなかの白米を識別できない），ご飯に色彩のはっきりしたふりかけをかけるなどの対策を指導するとよい．

③ 経口摂取をしないといいながら，患者の全身状態がわりに良好な場合も少なくない．患者の身体症状をみながら経過を観察していくと，しばらくすると再び食事を摂り始める事例がみられることを経験する．食事を患者の前に出しながら，あるいは好きなものを呈示しながら経過をしばらくみていくように家族や介護施設に伝えることも選択肢として考えたい．

### ▶薬物療法

① 発動性の低下などが原因で食事を摂らない患者に対してリバスチグミン（リバスタッチ®，イクセロン®）が有効性を示す場合があるので一度は試みてもよい薬剤である．効果を期待できる事例では 4.5 mg の段階で食欲低下の改善がみられることがある．なぜリバスチグミンによって食欲低下が改善するのかについての定説はないが，胃から分泌されるペプチドホルモンであるグレリンの関与がいわれている．グレリンは，下垂体に作用し成長ホルモンの分泌を促進する働きをもち，また，視床下部に作用し食欲を増進させる働きも示唆されている．基礎実験にてブチリルコリンエステラーゼ活性とグレリン加水分解活性とで正の相関が観察され[1]，ブチリルコリンエステラーゼ活性の低下（リバスチグミンの作用機序のひとつにブチリルコリンエステラーゼ阻害がみられる）に伴ってグレリンの分解が抑制されることでグレリンの増加，そこから食欲亢進が生じる可能性が想定される．

## その後の経過

息子と話し合い，ドネペジルとメマンチンを中止し代わりにリバスチグミンを開始した．1 カ月後，食欲に関して変化がないことから 9 mg に増量した．さらに 1 カ月後，介護施設からの報告では精神的に穏やかに過ごすことが多くなり，強い介護拒否がみられなくなったとのことであった．やや食欲が出てきており好きな物ならば食べるようになった．9 mg を継続しさら

に1カ月後の様子は，施設食（普通食）を7~9割摂取できる日がでてきた．さらにラコール®を1日200 mL飲むことも可能になってきた．他の利用者とフロアで談笑する姿もみられるようになったとの報告であった．リバスチグミンは9 mgで継続している．

## 本事例における非薬物療法・薬物療法のコツ

① リバスチグミンは，食欲増進薬ではないが患者によっては食欲低下の改善を期待できる場合がある．処方に際して特別のコツはなく4.5 mgあるいは9 mgから開始し増量していく方法しかない．9 mg前後から食欲不振の改善が観察されることが多い．
② 食欲不振を標的にリバスチグミンを使用したとき，維持量をどのように設定するかが問題になるかもしれない．食欲低下の改善がなされた用量で留めるのかあるいは18 mgまで増量するかの判断は難しい．原則は，皮膚症状に注意しながら18 mgまでの増量であるが，本事例では体重が30 kg前後なので9 mgで継続をしている．
③ 著者の経験では，リバスチグミンの使用によって，食欲が普通の患者が過食になることはまれではないかと思われる．食欲低下の患者には食欲亢進あるいは回復の薬効を期待できるが，食欲が普通の患者では食行動の変化を生じない可能性が高い．
④ 皮膚症状などが原因でリバスチグミンの継続ができない場合，次善の薬剤は何かと問われると有効な薬剤を呈示できないのが事実である．かかりつけ医の先生がたのなかで食欲不振の患者に対してスルピリド（ドグマチール®）を処方されているのを時折経験するが，この薬剤を高齢者に使用すると薬剤性パーキンソニズムを高率に発症する危険性があるので高齢認知症患者に使用してはならないといえる．

⑤ うつとの関連から発動性の改善を期待して抗うつ薬が食欲不振に効果を期待できるかもしれないとの意見もあろうが，発動性の低下がアパシーに起因する場合には抗うつ薬の効果を期待することは難しいと思われる．

## 参考文献

1) De Vriese C, Gregoire F, Lema-Kisoka R, et al. Ghrelin degradation by serum and tissue homogenates: identification of the cleavage sites. Endocrinology. 2004; 145: 4997-5005.

## 第11章

> **事例** 主たる介護者が認知症を理解できず患者と口論が絶えない76歳,男性,アルツハイマー型認知症

> **標的症状** 妻（主介護者）の理解をどう進めるか

> **対応のポイント**
> ① 認知症を理解できない家族が主介護者となる事例では，根気よくその介護者に病態を理解してもらい，適切な介護を進めるようアドバイスをすることが必要である．
> ② 病気を理解できない場合でも通院を継続してもらうなかで少しでもよりよい介護をできるよう介護者への働きかけを続けていくべきである．

## 病歴と問診・診察，神経心理検査

　妻からの病歴．発症ははっきりしないが最近もの忘れがひどい．同じことを何回もいう，下着などの置き場所がわからずあちこち探しものをしている．今まで医療機関の受診を拒否しており，本日やっと連れてくることができた．問診では，月日や曜日，前日の夕飯，当日の朝食の内容を答えることができなかった．HDS-Rは22点，MMSEは20点であった．初診時，妻が感情的な発言や接しかたをするので今後の介護に不安を感じる印象を受けた．

## 初診時診断とその後の治療方針

　初診時，病歴と問診・診察からアルツハイマー型認知症の可能性が高いと伝えたが，妻はアルツハイマー型認知症で間違いないと思い込み，患者にもその旨を執拗に話し，診察室で「自分（妻）がいないとあなたは生活がで

ないのだから」と何回も患者に話すので，患者がそれに応じて口論になっていた．諸検査後にアルツハイマー型認知症と診断し，患者ならびに妻と話し合いリバスチグミンの貼付を開始し外来で経過をみていく方針とした．その後も患者は自分ではできていると思っていることを妻から常に注意される，間違いを指摘されるので喧嘩が絶えないようである．1年後のMRI検査の際，機器の調子が悪く撮影結果がすぐに出せないとき，妻は放射線科に出向いてなぜ結果をすぐに出せないのかと執拗にクレームをつけていた．妻の性格に問題が多いことは明らかであった．

## ▶非薬物療法

① 妻が認知症について理解をできず，患者の癇に障ることを無遠慮に何回もいうので患者がそれに反応して激高してしまう事例である．本事例のように主たる介護者が病気を理解できず，不適切な発言や接しかたをしてしまう場合，医師は診療の度にその介護者に対して繰り返し病気の正しい理解の必要性，上手な対応，適切な接しかたが認知症の進行を遅らせることを説明すべきであろう．

② 本事例のようにかなり非常識な行動を取る妻には，医師がある程度きつい態度で介護指導を行うのも選択肢のひとつかもしれない．著者は，妻に「あなたのそのようないいかたや接しかたが患者さんの感情をより不安定にすることで困った状態を引き起こすのですよ．認知症の介護で重要なことは，患者さんの気持ちを傷つけない心優しい対応です．あなたのやりかたは間違えていると思います！」と比較的強い口調で伝えるようにした．主たる介護者がそれに対して不満をもてば，その後再来してくることがないかもしれないし，ある程度納得し医師を信頼してくれるならば再来を継続してくれると思われる．

③ 家庭内に理解力のある家族がいるならば，その家族をよんで介護指導を行うのが選択肢として重要であるが，夫婦2人の生活の場合にはその指導

方法はできないであろう．かりに夫婦以外に家族がいても，実際に患者の日々の生活に直接，親密に関わるのはその配偶者であることに変わりはない．いずれにしても主たる介護者（本事例では妻）への介護指導は避けて通ることができない問題である．

## その後の経過

初診から 2 年経ているが，妻の理解は依然として充分進まず，患者の前で「この人のために苦労して体重が 5 kg 減った」などといって患者と診察室で口論している（理解できないというよりも妻の性格といったほうが正しいかもしれない）．それでも「私がいい過ぎるからいけないですよね」と述べて自分なりに介護に対する思いに変化が出てきているようにも見受けられる．妻なりに夫に対する思いがあるのだろうから，今後とも妻の理解を深める働きかけをしながら診療を進めていくしか方法はないだろう．

### TIPS　本事例における非薬物療法・薬物療法のコツ

① 主たる介護者が認知症を理解できない事例に遭遇することは少なくない．その際，理解できない理由がその介護者の性格的な要因からくるものなのか，あるいはその他の要因が原因になっているのかを判断することが先決である．なぜならば，理解できない要因によって介護指導の進めかたが異なってくるからである．

② 性格的な要因あるいは理解力が不良な場合には，理解力のある家族が他にいるならばその人にきてもらい，病態の説明や介護に関する事柄を指導するのがよい．しかし，患者とその配偶者のふたりだけで生活をしている事例が少なくないことから病気を理解できない配偶者が主たる介護者になることがほとんどであろう．その場合には，診療を継続しながら

その都度，介護者に説明あるいは注意，指導などを行いながらなんとか凌いでいくしか方法はないようである．

③ 患者が認知症であることを理解しようとしない家族をみると，理解力の不良もさることながら，患者さんの実情を深刻に考えていない，あるいは考えたくない場合や認知症の診断を否定したい思いが強い，認知症を受け入れたくないなどの思いが背景にある事例も多い．患者の実情を深刻に考えていない介護者に対しては，その患者の実情に沿って現在の問題点をわかりやすくかつ具体的に呈示しながら認知症であることを理解するよう説明するのがよい．

たとえば，「奥さんは，認知症ではないように感じていますが，ご主人はしまい忘れやおき忘れが多く同じことを何回も聞いてきますね．また，午後になると午前中にきたお客さんのことを忘れてしまいますね．これはアルツハイマー型認知症にしばしばみられる症状です．さらに入浴しないことも多いようです．つまり，生活に支障がみられているのです．これもアルツハイマー型認知症の特徴なのです．ですから患者さんはアルツハイマー型認知症になっていると考えるべきなのです」などと具体的な症状や生活上の支障を呈示しながら病態の説明を行うとよい．

認知症の診断を否定したい家族に対しては，慎重な言い回しをしながら病名をきちんと伝えるようにする．それでも否定する場合には，無理な説得を試みず「認知症ならばある程度の期間経過をみますと症状の進行悪化がみられるので，いずれにしてもしばらく外来で経過をみていきましょう」などと説明し，定期的な外来通院だけは確保するようにしたい．認知症という状態を受け入れない介護者に対しては実際の介護を進めながら受け入れない家族が実体験として認知症介護を実感してもらうしか方法はないようである．

④ その時点で認知症を正しく理解してもらうことが困難と思われる場合，患者の認知症症状が進行・悪化し，家族が自分たちで初めて困ったとき

に認知症という病態を理解できるようになるかもしれない．状況が切羽詰まらないと家族は病気を理解できないのであろう．その時点で家族の理解が得られないときには，状況が変化する．それは決してよい方向に変化するのではなく，むしろ患者にとって（あるいは家族にとってかもしれないが）不都合な事態に進展するまで待ちの姿勢で望むのも選択肢のひとつと思われる．

⑤ 病気を理解できない家族の場合，ある程度の期間を過ぎると通院してこなくなる場合が少なくない．そのなかで理解できないが通院してくる家族は，それなりに認知症患者をなんとかしたいと考えていることが多い．気長によりよい介護を理解してもらうよう働きかけを続けていくことが肝要である．

介護困難事例の治療

| 事例 | 娘に対する暴言がみられるが外面はよい 88 歳，女性，アルツハイマー型認知症 |

| 標的症状 | 暴言，外面がよい |

**対応のポイント**

 アルツハイマー型認知症では，経過に従って暴言や威嚇言動，不穏などの精神症状が出現してくることが少なくない．介護家族に病態をわかりやすく説明できるスキルを身につけておくことが求められる．

 アルツハイマー型認知症では，外面がよい，取り繕いが上手であるが，逆に嫌なことや不快なことは忘れにくいことも特徴である．

## 病歴と問診・診察，神経心理検査

　　82歳時にやや高度のアルツハイマー型認知症と診断されている．その頃は，自発性の低下や意欲の減退が主症状で家族が困る行動障害などはみられなかった．以降，かかりつけ医からドネペジル（アリセプト®）5 mg が処方され，2年後に 10 mg に増量されている．今回は，同居している娘からの相談である．最近暴言がひどい，「自分は殺される」，「（娘に向かって）お前なんか嫌いだ！」，「娘からいじめを受けている」と叫ぶ．自分の思い通りにならないと大声で脅すことがある．一方，娘の姿がみえないと探しまわる行動もみられる．私（娘）がいじめるとしつこくいうので，つい腹が立って患者にきついことをいってしまう．病気だとわかっているのだが，どうしても我慢ができない．自宅では暴言がひどいが，デイサービス利用施設では温和なおばあさんで通っており，周囲から穏やかで何も心配はいらないのでは，といわれるので納得できない．

　　問診では，年齢を答えることができない，同居している家族の人数を問う

と，「たくさんで暮らしている」と答えるのみである．身体的に問題はない．

## 初診時診断とその後の治療方針

　アルツハイマー型認知症と診断後6年を経ている患者である．初診の時点ですでにやや高度のアルツハイマー型認知症に進展しており，この6年でさらに認知症症状が進んでいることは確実である．今回の問題は，娘に対する暴言がひどい一方で，その娘がいないと不安になって探す行動がみられる，家のなかでは暴言がひどいがデイサービスなどの場面では穏やかで愛想がよいなど，患者の言動や行動に二面性がみられることを娘が理解できず困惑していることである．アルツハイマー型認知症の特徴をわかりやすく説明する介護指導が求められている．さらに，必要ならば薬物療法の導入も考慮する．

### ▶非薬物療法

① 娘は6年近く患者の介護を行ってきているが，アルツハイマー型認知症の特徴を理解していないことは明らかである．自分では病気をわかっているつもりだと述べている．確かに病気あるいは病名は理解している，あるいはわかっているのであろうが，アルツハイマー型認知症の特徴を理解していない．本事例では，まずアルツハイマー型認知症患者の特徴をわかりやすく介護家族（娘）に説明することが重要である．

② アルツハイマー型認知症では，初期に家族を困らせる行動障害・精神症状BPSDがみられない患者でも，経過に伴って落ち着かない，怒りっぽい（易怒性），暴言，暴力行為，夜間の不眠などの行動障害・精神症状BPSDが出現してくる場合が少なくない．本事例も6年にわたる経過のなかでこのような状態を呈してきていることを家族に説明し理解を求めることが肝要である．症状の成り立ちを家族が理解できると心理的な負担の軽減につながることが多い．

③ アルツハイマー型認知症は，外面がよい，取り繕いが上手なことが特徴のひとつである．本事例で娘が困惑している，家のなかでは暴言を吐くのに外では穏やかな人と受け止められている理由として，外面がよい，取り繕いが上手なことが要因になっていることがわかる．家族にこの二面性を説明することで病態の理解が進むことになり困惑することが少なくなることが期待される．

④ 患者が易怒性を示す，暴言を吐く要因として，家族が知らない間に患者にきついことをいっている，あるいはきついいい方をしていることから，患者の精神状態が不安定になっていることも少なくない．アルツハイマー型認知症は，ものを忘れる病気であるが感情や情緒を伴う記憶は忘れにくい．家族からあのときに叱られた，怒られたという記憶は，その後長期にわたって頭に残っていることが多い．その不快な記憶，嫌な記憶がふとしたことで想起され，家族や周囲への攻撃性の原因になるのである．

### ▶薬物療法

① 未治療の患者，あるいはすでにコリンエステラーゼ阻害薬が処方されている患者では，認知症症状の進行抑制とともに行動や感情，言動の安定化を期待してメマンチン（メマリー®）を処方するのもよい．メマンチンの開始で暴言や易怒性などの軽減を図れる事例が少なくない．

② メマンチンの使用でも暴言や易怒性の軽減を図れないときには，抑制系薬剤である抗てんかん薬あるいは抗精神病薬の使用を考慮する．

## その後の経過

すでにアリセプト® 10 mg を服薬していたので，メマンチン 5 mg を追加開始した．10 mg 服薬の段階にて，大声を出さなくなった，物を投げる行動もなくなった，夜間はよく寝てくれるとの家族の話であった．88 歳と高齢なのでメマンチンは 10 mg を維持量とした．その 3 カ月後，老人保健

施設に入所となったことから診療を終了した．後日談であるが，老人保健施設でメマンチンを中断されたことから暴言や暴力行為が再燃してきているとのことであった．現在は，有料老人ホームに移り近医からメマンチン10 mgの処方を受けているようである．

## TIPS 本事例における非薬物療法・薬物療法のコツ

① 暴言や易怒性に対してメマンチンを処方することは誤った対応ではないが，処方するだけで事足りるわけではない．より重要なことは患者が示す暴言や易怒性への非薬物療法である．アルツハイマー型認知症の進行に伴って家族が困る行動障害・精神症状 BPSD が発現してくる患者がみられることなど病態の説明や介護指導とともにメマンチンの処方を継続することが求められる．

② 認知症が進行してくると家族の姿がみえないと不安になる，あるいは家族の後をついて回る行動がみられる．シャドーイングとよばれる現象である．患者によっては認知症の進行に伴ってこの現象が顕著になってくることがある．そのような場合には患者をひとりにさせない工夫が求められる．不眠の原因のひとつにこの不安が潜んでいることがある，つまり，ひとりで寝るのが不安あるいは怖いのである．そのときには患者の視界に家族が存在するよう寝具を考える，あるいは家族が横で寝るなどの対策を講じると患者は安心して睡眠を取ることができる．

③ 外面がよい，取り繕いが上手な患者に対しては家族以外の第三者からの勧めや援助をすると患者は比較的素直に受け入れてくれる場合が多い．たとえば，娘からデイサービス利用を勧められても拒否する患者の場合，主治医あるいは同居している孫娘などが利用を勧めると利用を受け入れてくれる場合がある．

介護困難事例の治療
● 179

事例　患者の世話と実母の介護，夫の看護で実妹が途方に暮れている
83歳，女性，病型判断困難

標的症状　**家族の介護負担**

**対応のポイント**

 相談事例で何が最も大きな問題なのか，解決すべき問題点は何かをまず決定することが重要である．

 完璧な介護指導などはあり得ない．その患者の状況に即した実現可能な指導を行うべきである．机上の空論あるいは現実にそぐわない介護指導は介護家族にとって益はない．

## 病歴と問診・診察，神経心理検査

　付き添いの実妹からの病歴．患者は独居で64歳時に脳梗塞を発症しブローカ失語を呈している．聴覚的理解は良好であり，表出面も日常生活に不自由をきたさない程度に会話は可能である．10カ月前からわからないことが多いと訴えるようになってきた．以前はできていた金銭の取り扱いができない，整容に戸惑うことが多くなってきた．脳梗塞発症後から食事の支度をできなくなっていたが，102歳の実母としばらく同居していたのでなんとか生活は成り立っていた．その実母が入院をしたことから患者の生活に破綻を生じ，現在，実妹が宅配される夕食の手助けと翌日の朝食の準備，午後8時まで実妹宅に患者を預かり介護を行っている．要介護1に認定され，週5日デイサービスを利用しているが，利用前後に実妹が準備や迎えなどの役割も担っている．実妹には入退院と手術を繰り返している夫がおりその看病も行い，さらに入院中の実母の世話もあり，精神的な負担が大きいと診察室で実妹は泣き出す状態である．患者の診察では年齢や生年月日，月日などはた

どたどしい発語ながら正答可能であり，患者自身は自分ひとりで生活はできるし援助はいらないと述べていた．ケアマネジャーから今後どうしたらよいかを相談してくるようにといわれ家族が受診してきた．

## 初診時診断とその後の治療方針

脳梗塞後遺症としての失語症とおそらく軽度の認知機能の低下も存在する事例である．医学的な診断よりも介護負担の大きい実妹へのアドバイスと患者の今後の生活を支援できる介護体制を構築することが求められている．医師の介護指導のスキルが試される事例である．

### ▶非薬物療法

① 認知症診療で医師が介護指導を行う際，まず考えるべきことは相談事例で何が問題となっているかを決定することである．相談受診をする家族あるいは周囲の人々は，介護に混乱しており何に困っているのかを自身でもわからなくなっていることが少なくない．相談を受ける側が現在の問題点を抽出し相談者に呈示することが重要である．本事例では，患者自身は困ったことを認識していないが付き添いの実妹の話から推測すると，実妹自身が介護を進めていくうえで実母の介護と夫の看護，そして，患者の世話と問題が山積し実妹自身が途方に暮れていることがわかる．

② 実妹の介護負担の軽減を図れる介護指導を行うことが優先される課題である．実母は病院に入院していることから，実母のことは病院側に任せて短時間の見舞いで済ますよう実妹を指導する．しかし実際には，実妹は実母に精神的依存をしており分離が難しいようである．実妹は実母と76年間同居していたことから共依存とも思える関係を呈している可能性が高い．

③ 患者には，現在の状況をわかりやすい言葉で説明し，患者の思いや気持ちは充分尊重するが実妹の辛さも斟酌するよう伝え，訪問ヘルパーなどを利用して実妹の負担軽減を図るようにしたらどうかと提案をした．患者は，

自分のことはすべて自身でできるといい張り，しばらく押し問答的な会話になってしまったが最終的にはある程度受け入れると述べていた．しかし，実際に受け入れてくれるか否かは不明である．
④患者を担当しているケアマネジャーに連絡を取り，介護指導の内容を伝え患者が独居生活を継続できる介護支援体制の構築を依頼する．

## TIPS 本事例における非薬物療法・薬物療法のコツ

①認知症診療で介護指導を行う際，忘れてはならないことは完璧な介護指導などはあり得ないことを認識しておくことである．患者ならびに介護家族がともに100％納得できる内容を指導することは不可能に近い（簡単に両者が納得できる方法があるならば，そもそも医療機関を受診しなくても当事者間で解決が可能であろう）．したがって，一方あるいは両者がある程度我慢しなければならない妥協点を見出し生活を継続していくしか方法はないのが実情ではないかと思われる．

②認知症介護に関する成書に記載されている内容はあくまでも原則論にすぎない．原則論的な介護指導で解決できるならばそれでよいが，実臨床ではなかなかうまくいかない場合のほうが多い．患者の病前の性格や生活歴，家族の思い，周囲の状況，金銭的な問題など事例毎に異なることから画一的な指導などあり得ない．

著者が介護指導で最も困ることのひとつは介護指導の対象としている家族の理解力の悪さである．病気や病態をわかりやすく説明してもそれを理解できない，理解しようとしない家族が少なくない．自分勝手な理論を振りかざして医師のいうことを聞こうとしない家族もみられる．理解力のある別の家族がいればまだよいが，患者とその家族のふたりだけの場合には，上手な介護，適切な対応を期待することは相当難しい．本

事例でも実妹が介護に関する考えかたを少し変えるだけでもかなり負担が楽になると推測されるがそれができないのである．実母と共依存とも思われる状態がみられることから，多くの時間を実母と病院で過ごすので夫の看護や患者の世話をする時間が足りなくなりパニック状態になっていることがわかる．

③ 認知症診療，とくに介護に関しては解決できない問題のほうが多い．繰り返して述べるが，簡単に解決できることならば，あるいは介護する側が我慢できる範囲のことならば医療機関にわざわざ相談にはこない．解決できない，あるいは我慢できないことに対して確実な解決策を指導することはほとんど不可能に近い．最終的には医師のほうが患者の家族の訴えや悩みを傾聴しながら事態が変化するまで待つしか方法はないように思われる．

④ 認知症診療で時折経験することに"共依存"という病態があげられる．夫婦あるいは親子がお互いに精神的に病的に依存しながら生活をしている状態である．たとえば，アルコール依存症で妻に暴力行為が頻繁な夫とそれでも長らく生活をともにする妻の場合である．他人からみると妻は患者と別れてしまえばよいのではないかと考えてしまうが，どんなに暴力を受けても妻は離婚をしない．これが共依存といわれる病態である．本事例も極端な形態ではないが実妹と母親は共依存にあるように思われる．母親は入院しているので病院にある程度任せることができれば実妹の精神的，身体的負担は軽減するのであろうが，それができないのが共依存の望ましくない部分である．共依存のみられる事例は，介護に熱心に取り組む利点もあるが逆に物理的な分離ができないなどの問題点もみられる．

# 第12章 独居患者の治療

**事例** 独居の73歳，女性，アルツハイマー型認知症

**標的症状** 独居生活の援助

**対応のポイント**

① 患者が独居生活を継続する際，重要なことは服薬管理を含めた介護支援体制をどれだけ構築できるかである．

② 援助や支援に対して拒否的な患者の場合，拒否感の程度を判断しその軽重に対応した介護指導を進めていくようにする．

## 病歴と問診・診察，神経心理検査

　患者は独居．近くに住んでいる娘からの病歴聴取．発症時期ははっきりしないが少し前のことを忘れることが多くなってきた．メモをするようにいっているがそのメモをみることを忘れている．火の不始末が心配でIH機器に変更したがその使いかたを覚えることができない．料理や買い物ができない．半年前から金銭を誰かに盗まれたといい始め，自宅玄関の鍵を二重にしている．意欲がない．易怒性はそれほど目立たないが些細なことですぐ突っかかってくる．近医から高血圧と高脂血症の薬を出されているが飲み忘れや過剰服薬がしばしばあるらしい．1年前に振り込め詐欺にひっかかりそうになった．診察では，病識はまったくなく自分が医療機関に連れてこられたことに対して憤りを示していた．身体的に問題はない．初診時，MMSEは26点，HDS-Rは25点，ADAS-J-cog.は14点であった．NPIでは妄想と興

奮，易刺激性がしばしばみられるとのことであった．

## 初診時診断とその後の治療方針

　独居のアルツハイマー型認知症患者で，生活障害と物盗られ妄想や攻撃性がみられている事例である．神経心理検査の結果は概ね良好な成績を示すが，病歴ならびに生活の様子から認知症に進展していることは明らかである．医学的な診断も大切であるが，より重要なことは独居生活を継続する患者が安心して暮らせる介護支援体制をどう構築していけるかである．

### ▶非薬物療法

① 独居患者を認知症と診断した場合，最初に決めることは生活の場をどこにするかである．選択肢は3つである．現在までの独居生活を継続するのか今まで別居していた家族との同居を始めるのか，適切な介護施設に入所するのかである．いずれがその患者に適切なのか，患者の希望はどれかを患者と家族の間で決めるよう指導することが先決である．本事例では，患者の病前からの気の強さを危惧し娘は患者と同居したくないとの希望であった．介護施設にすぐ入所させるつもりもなく，患者自身も介護施設への入所を納得するとはとても思えないことからしばらく現在の独居生活を継続していくことになった．

② 独居生活を継続する際，重要なことは介護支援体制をどれだけ構築できるかである．食事や入浴，服薬管理を含めた日常生活を支援できる体制を構築するように指導を行うようにしたい．介護支援体制を構築する際の最大の難関は，患者自身に生活能力の低下に対する認識が欠けることである．自分は今まで通りの生活ができている，誰の手助けも必要ないといい張って周囲からの援助を拒否することが少なくない．どのようにして患者に訪問ヘルパーなどを利用する必要性を納得してもらえるかが介護を進めるうえで重要なポイントとなる．本事例でも「自分はなんでもできているから

大丈夫」と答えていた．では困っていることはないかと尋ねると「腰が痛くて掃除機をかけられない」との返事を得たので，「では掃除をしてもらうために訪問ヘルパーを入れましょう」といったら患者は納得してくれた．

③ 独居患者にみられる物盗られ妄想は，ひとり暮らしに対する不安感や恐怖心から派生することが少なくない．患者が少しでも安心できる環境整備を周囲が心がけるよう指導する．本事例では，玄関の鍵を二重にしたことで患者の不安感はやや軽減しているようである．

④ 独居認知症患者で困ることのひとつに訪問セールスや悪徳商法に騙される危険性が高いことがあげられる．同居家族がいれば未然に詐欺行為を防ぐことはできるが，独居の場合にはすでに騙された後でその件が発覚することが多い．高価で不必要な品物の購入契約を結ぶ，あるいはすでに現金で購入してしまったなどの事例も多い．対策を講じることは難しいが同居していない家族あるいは介護スタッフが定期的に，患者宅に怪しい契約書や不要な品物がないかを確認することが重要である．場合によってはクーリングオフ制度を利用できるかしれない．患者が納得するならば通帳や多額の金銭を同居していない家族が預かるとよい．なぜならば，現金で品物を購入してしまう訪問セールスの場合，まとまった現金をもっていないと品物を購入することができないので被害を防げるかもしれないからである．

## その後の経過

攻撃性などの軽減を目的にメマンチン（メマリー®）5 mg 夕食後の服薬から開始した．最初の2週間は深夜3時頃まで寝られないことが多かったが，15 mg に増量後，午後10時には入眠し午前6時頃まで寝られるようになった．やる気がやや出てきており感情面でも穏やかに過ごせる時間が多くなってきた．この時点で，介護認定の申請やヘルパー利用などについて具体的に進めるようにしていった．

## TIPS 本事例における非薬物療法・薬物療法のコツ

① 独居患者が認知症に進行したときの介護指導で重要なことは，患者は今後どのような環境で生活をしていきたいのか，同居していない家族あるいは周囲の人々がどれだけ患者に関与する気持ちがあるのかを見極めることである．著者の経験では，認知症と診断される独居高齢者は今まで通りの生活を継続していきたい，継続できると考えていることが多いようである．病歴を聴取するだけで生活に破綻をきたしていることが明らかであるにもかかわらず，自分はきちんと生活ができていると思い込んでいる事例が多い．なぜならば，患者自身に生活能力の低下を認識する能力が欠けているからである．そのために初診時に患者に独居生活を諦めて家族との同居あるいは施設入所を勧めても拒否されることが少なくない．

② 実際に介護指導を行う際，患者が示す能力低下への認識度を見極めることが必要になる．自分は絶対に独居生活に不自由をしていない，他者の介入は不要と確信している患者には，しばらく現行の独居生活を継続してもらいながら，介入のチャンスを待つしか方法はない（介護認定の申請すら拒否することも少なくない）．独居を希望するが自分の生活にやや不安あるいは心配をしている患者の場合には，日常生活で困っている事態を探しその件から介入を試みるとよい．本事例では，腰痛のため掃除機をかけることが難しいと本人が述べていたので，掃除を援助するために訪問ヘルパーを利用するよう伝えることで介護サービスにつなげることが可能になった．ここを起点に服薬管理や日常生活全般への支援を広げていくようにするとよい．

③ 不安症状が顕著な事例では独居生活の継続が難しい場合が多いようである．不安症状から物盗られ妄想などが派生することからより対応が困難になりやすい．不安症状が目立つ事例では，家族との同居あるいは金銭

的な問題などが解決できるならば適切な介護施設への入所などが望ましい．

### 臨床メモ　認知症診療に関わるあるいは関わりたいと考える医師にとって本当に必要なことは

　認知症患者が急増する現場において認知症診療に携わりたいあるいはすでに関わっている医師も多数みられると思われる．しかし，その先生がたは実臨床に即した知識の吸収や研修が果たしてできているのだろうか．たとえば，かかりつけ医認知症対応力向上研修という制度がみられる．この研修で実臨床に役立つスキルを本当に身につけることができるのだろうか．
　アルツハイマー型認知症はどのような病気であるか，つまり医学的な病気という視点から研修を行っても実際の診断や治療にはほとんど役立たない．もの忘れを心配し受診してきた患者のなかでどのような病像に注目したらよいか，実際の病歴聴取をどう進めていくか，具体的な問診のしかたをどうするか，診断後に，たとえばアルツハイマー型認知症という病気を患者や家族にどうわかりやすく説明できるスキルを身につけるか，診断ができないときにその後の方針をどう立てるか，家族が困る行動障害・精神症状が出現してきたときに対応できるスキルをいかに習得できるかなどのように具体的，実践的な研修を行わなければ実臨床での診療には役立たないのではなかろうか．かかりつけ医・非専門医の先生がたのなかで認知症診療に意欲のある医師を対象に教科書的，杓子定規的で実際の診療に役立たない講義ではなく，実臨床でひとりの患者を前にしてどのように病歴を取るのか，問診や診察をどう進めていくのか，診断後に病気や病態をわかりやすく説明できるスキル，困った行動障害・精神症状への対策を具体的，実践的に研修できる仕組みを構築していくべきではなかろうか．

# 第13章 自動車運転,無賃乗車の治療

**事例** 自動車の運転をやめない73歳,男性,アルツハイマー型認知症

**標的症状** 自動車運転

**対応のポイント**

① 認知症と診断された患者の自動車運転は法律で禁止されている.運転免許証の取消し,交付拒否が道路交通法で定められている.

② 認知症患者と家族には運転をしてはいけないことを指導し,その内容をカルテに記載しておくことが重要である.

## 病歴と問診・診察,神経心理検査

68歳頃からもの忘れと晩酌の量が増えたことに気づかれた.受診の1カ月前から夜12時頃に無断で外出し深夜3時頃に帰宅する行動がしばしばみられるようになってきた.行き先を尋ねると怒りだす.30分前に息子たちが訪れたことを覚えてない.気にいらないと罵詈雑言がひどいが暴力行為はない.元トラック運転手で車の運転に自信をもっているが最近自損事故がしばしばみられるので運転を止めるようにいうと,「それならば毎回タクシーを利用するぞ!」とすごむ.机の上に飲み干したビール缶がたくさんあるのに「自分は酒など飲んでいない!」と赤ら顔で否定する.アルツハイマー型認知症の診断にてドネペジル(アリセプト®)が開始された.その後も無断外出が継続し,妻が注意すると威嚇的な言動や妻の首を絞める行動もみられる.初診から1年後,車の運転で困っているとの息子からの相談である.

(患者の) 長兄が車を使うからといって患者から車を取り上げている（患者には貸し出し中と伝えている）が，患者は納得せず長兄に何回も車の返還を強要する．要求が通らないと妻に暴力行為に及ぶ．どうしたらよいかの相談である．

## 初診時診断とその後の治療方針

年余にわたる病歴のなかで易怒性や暴言，威嚇，さらに暴力行為がみられるアルツハイマー型認知症である．現在，家族が困っている問題は患者による車の運転である．家族はなんとか運転を止めさせたいと考え，患者所有の車を実兄が借用する形で取り上げているが患者はそれを納得せず，場合によっては妻に暴力行為がみられ，妻に身体的危険が迫ることから早急な対策を講じたい．

### ▶非薬物療法

① 認知症患者の自動車運転を止めさせたい，どうしたら運転しないようにできるかと家族から相談を受けることは多い．まず行うべきことは，診断をした医師から自動車の運転をしてはいけないことを明確に患者に伝えることである．患者によっては運転をしないことを受け入れてくれる場合もあるが，多くの患者はそれだけでは納得しない．なぜならば，患者は自分の運転に支障を感じていないからである（認知症患者は自分の能力低下を正しく理解できていないことが多い）．自分は何ら問題なく運転をしている，運転をしないと生活に支障をきたすと考えているのである．

② 自分は認知症ではないと考えている患者に，法令によって認知症では運転は禁止されていると伝えても患者が納得してくれることは少ない．運転をやめることを患者と話し合うとき，高齢になってきていること，高齢者では運動能力の低下が著しいことから人身事故を起こす可能性が高いこと，人身事故を生じると加害者も被害者も不幸になることなどを伝えて，可能

ならば患者自らの意思で運転を止めてもらうよう誘導することが大切である．
③ 外面がよい，とくに医師の前では平身低頭するタイプのアルツハイマー型認知症では，医師が車の運転は厳禁であるとの主旨で診断書を作成し，患者が運転をしようとする際にその診断書をみせることで運転を止めさせることができるかもしれない．記憶障害のためにいわれたことを忘れてしまうので，診断書をみせることで患者は医師の指導を再認識し運転を思いとどまる可能性がある．
④ 最終的には，車を売り払う，車を意図的に動かせないようにする，あるいは鍵を取り上げるなどの強硬手段に出ざるを得ないかもしれない．鍵を取り上げる対策では，その後に鍵を返せといってくる患者と家族の間でバトルになることが多い．家族から虐められているなどの妄想に発展する場合もあるので注意が必要になる．

## その後の経過

妻によると，患者は医師のいうことならばよく聞くとのことだったので，「もの忘れが目立つので自動車の運転は危険です．今後，医学的な見地から車の運転は禁止です．車の運転をしてはいけません．主治医（川畑信也）の厳命です」との内容で診断書を作成した．患者が運転をするというときにこの診断書をみせると，渋々ながら納得をして運転をしないようになった．数カ月したら運転をすること自体を忘れてしまい，運転をするとはいわなくなった．

## TIPS 本事例における非薬物療法・薬物療法のコツ

① 認知症と診断した時点で医師から車の運転をしないよう患者ならびに家

族に必ず伝えることとともにカルテにその旨を記載しておくことを忘れないようにしたい．医師が運転を止めるよう指導しても少なからずの患者はその後も自動車の運転を継続しているが，もし人身事故などを起こしたときにはその責任は運転を継続した本人とそれを止めなかった家族にあることは当然であろう．

② 医師からの口頭指導で運転を止めてくれればよいが，なかなかそう簡単に患者が運転を諦めることは多くない．また，診察室では運転を止めるといっても翌日には記憶障害や病識の欠如のためにそれを忘れてしまうことも少なくない．本事例のように医師が運転禁止との診断書を作成し，患者が運転をしようとした際に，それをみせて運転をしてはならないことを再認識させる対策が有効な場合があるので試みてもよい．

③ 一般的には任意通報制度や免許更新時の認知機能検査を利用して運転をやめさせる方法もあるが，前者はほとんど利用されていない制度であり，後者は次回の免許更新まで期間があるときには有効な対策になり得ない．

④ 2017年3月の改正道路交通法の運用に伴い医師が運転免許に関連する診断書の作成を依頼される場面が増加することが予想される．診断書を作成するリスクを避けるためには患者に運転免許証の自主返納を勧める

**表10 運転免許証の自主返納の勧めかたの実際**

- 年齢，運動機能の衰えを強調して勧める：「お歳も80歳になったことですし，高齢になると運動機能の低下，反射が遅くなるなど運転技術が拙劣になってきます．大きな事故，とくに人身事故を起こしてはいけないので，早めに運転免許証を返納しておきましょう」
- 交通事故の重大さを強調して勧める：「高齢になって重大な交通事故，とくに人身事故を起こすとあなたの人生に大きな傷がついてしまいます．家族も大変悲しみます．そうならないように早めに自主返納をしましょう」
- 賠償金や罪の重さを強調して勧める：「人身事故を起こすと，莫大な賠償金を払わないといけなくなるかもしれません．家族の金銭的な負担も大です．さらに刑事罰も大変重くなるかもしれません．高齢になってそれは辛いのではありませんか」

とよい．自主返納をしたときには診断書作成は不要になる．表10 に自主返納を勧める際の指導内容を示した．このような内容で患者に自主返納を勧めるようにしたい．

## 参考文献
川畑信也. 知っておきたい改正道路交通法と認知症診療. 中外医学社；2018.

# 自動車運転，無賃乗車の治療

**事例** 無断外出，無賃乗車を繰り返す71歳，女性，アルツハイマー型認知症

**標的症状** 無断外出，無賃乗車

**対応のポイント**

① 無断外出を繰り返す患者の背景には不安感や見捨てられ妄想が存在していることが多い．不安感や見捨てられ妄想を軽減できる対策を指導すべきである．

② 患者の行動を見守りできる体制を構築することが重要である．デイサービスの利用や家族の見守りが求められる．

## 病歴と問診・診察，神経心理検査

66歳頃からもの忘れが目立ってきた．室内に誰かがいる，寝室に入ってきた人間が出ていかないといって怒りだす．夫が別の女性と付き合っているといい張り攻撃的になる．料理の味付けが濃くなりおかしな料理を作ることもある．自分の失敗を自分のせいではないといい張るので困っている．HDS-Rは18点，MMSEは17点であった．脳SPECT検査では，右頭頂葉から側頭葉にかけての領域と両側後部帯状回で脳血流の低下が観察される．

## 初診時診断とその後の治療方針

アルツハイマー型認知症の診断にてメマンチン（メマリー®），次いでリバスチグミン（リバスタッチ®，イクセロン®）が開始された．初診から1年半後，夫からの相談で，「自分が仕事にいっている間に勝手に電車に乗ってしまい無賃乗車で何回も捕まっている．乗車する駅が無人なので切符を買

わないで乗ることが可能である．飼い犬を連れて乗車したこともある．鉄道会社からなんとかしなさいといわれている」とのことである．家族から無断外出，無賃乗車への対策を求められている事例である．

## ▶非薬物療法

① 患者が無断で外出するとの内容で家族からときどき相談を受けることがある．本事例では，さらに切符を購入しないで無賃乗車を繰り返し鉄道会社からなんとかしてほしいといわれており，なんらかの対策を求められている．夫からの情報では無賃乗車による行き先は患者が生まれ育った土地であることが判明した．実家に帰ると訴える，あるいは実際に実家のあった場所に行ってしまう行動障害や徘徊の背景には記憶障害や見当識障害が進んだ結果として不安症状が潜んでいる場合が多い．さらに，自宅に1人でいると家族から見捨てられたのではないか，1人だけ置いてきぼりにされたのではないかとの疑念を抱くことで無断外出につながることがある．本事例でも患者は診察室でどうしたらよいかわからないといって泣き出していた．無断外出のリスクの減少とともに患者にみられる不安感や見捨てられ妄想の軽減を図れる指導を行うようにしたい．

② 本事例の場合，自営の事務所で夫と息子2人が働いているので，その事務所に日中患者を連れていき家族の誰かが見守りをするよう指導した．しかし，仕事の関係で3人とも日中外出してしまうことがあるので，そのときに患者が出ていってしまう危険性は残ると思われる．

③ 日中の見守りを増やすためにはデイサービス利用が望ましいことから，介護認定を受けた後，デイサービス利用を勧めるのがよい．このときの最大の障害は，患者がデイサービス利用を嫌がる，拒否する場合である．嫌がる程度が軽ければ主治医からデイサービス利用の必要性を丹念に説明し患者に納得してもらうようにしたい．患者が頑強に利用を拒否するときには無理強いをしてはならない．

④ 本事例では，夫が仕事を辞めて患者と一緒にいることになったので無断外出や無賃乗車の機会は著しく減少した．

### ▶薬物療法

① 無断外出や徘徊，無賃乗車などの行動障害に有効な薬剤はないと著者は考えている．
② 「かかりつけ医のための BPSD に対応する向精神薬使用ガイドライン（第2版）」では，徘徊に対してリスペリドンの使用を考慮してもよいが，科学的根拠は不充分であると記載されている．もし抗精神病薬を処方するならば，非定型抗精神病薬のいずれかを使用することになるかと思われる．
③ じっとしていられなくなり多動から無断外出，徘徊につながる事例では，クエチアピン（セロクエル®）が衝動的な行動障害の軽減に効果を期待できるかもしれない．著者は，徘徊ではないがいらいらして衝動的に万引き行為を繰り返してしまうと述べる患者に対してクエチアピン 25 mg を処方したところ，万引き行為がぴたりと止まった事例を経験している．

## その後の経過

　家族と一緒にいることでしばらくはよかったが，半年後，自宅のドアの鍵を壊して外出してしまう，夫への攻撃性が増悪するなどの状態となったことからリスペリドン 1 mg 夕食後の服薬から開始し，状況にて 1.5 錠，2 錠まで増量してよいとの指導を行った．週 4 回のデイサービスと週 1 泊 2 日のショートステイ利用，週末は夫の見守りでなんとか無断外出はなくなったとのことだったのでリスペリドンは 4 カ月の服薬で中止とした．その 3 カ月後，夫が目を離した隙に出かけてしまい行方不明になった．数日後警察に保護されたことから，夫が在宅での生活継続は困難と考え介護病院に入院となった．

## TIPS 本事例における非薬物療法・薬物療法のコツ

① 無断外出から徘徊,さらに本事例のように無賃乗車を繰り返す事例への介護指導は難しい.患者の行動を制限する対策は,いき過ぎると人権や尊厳の問題に波及することがあるので対策を指導する際には注意が必要である.しかし,実際に介護家族から話を聞くと,自室内に閉じ込めて施錠する,家の周囲から出られないように戸締まりを厳重にするなどの対策をしていることも少なくない.

② 原則は,周囲の人々による見守りの時間を増やすよう指導するのが無難なようである.デイサービスやショートステイ利用の開始,あるいは利用回数の増加,家族が一緒にいる時間を増やすなどの対応を伝えるとよい.

③ 徘徊を示す患者のなかに強い不安感や恐怖感,焦燥感などが背景に潜んでいる場合がある.ひとりになることへの不安や恐怖から家族を捜す行動につながり,無断外出,徘徊となるパターンである.そのような事例では,患者をひとりにさせない,一緒に外出するなど患者が安心できる環境作りをするよう家族を指導する.とくに独居認知症患者では不安感や恐怖感が目立つことをしばしば経験する.独居患者にみられる物盗られ妄想はこの不安感や恐怖感に由来することが少なくない.

④ デイサービスの利用や家族の見守り時間の増加などで患者の無断外出の軽減を図ることができればよいが,実臨床ではなかなか対策が功を奏さないことも少なくない.最終的には在宅生活の継続が困難となり施設入所にならざるを得ない.とくに無断外出や徘徊などによって患者に身体的危険が迫るときには施設入所を積極的に勧める選択肢も考えるべきである.

⑤ 向精神薬,とくに抗精神病薬の副作用のひとつにアカシジア(着座不能)といわれる病態がみられる.わかりやすく述べると落ち着かず,そわそ

わしてじっと座っていられない状態である．向精神薬を服薬している患者で焦燥感や多動，無断外出，徘徊がみられる場合には薬剤の副作用を疑ってみることも重要である．

## 臨床メモ　認知症では患者の生き方が反映する

　認知症に進展した患者ならびにその家族をみると，認知症は，その人（患者）の生き方を反映し，逆に介護する家族は，その家族の人間性が露になる病気であることを痛感する．

　75歳，女性，アルツハイマー型認知症の事例．小学校教諭を定年まで勤め上げ退職後は悠々自適の生活を送っていたが，3年前からもの忘れ症状が目立ってきたとのことで外来に弟夫婦が連れてきた．診察の結果，中等度アルツハイマー型認知症と診断し，今後の独居生活は困難ではないかと弟夫婦に話したところ，弟が「私たちは，姉（患者）を含めて4人兄弟姉妹です．姉は結婚もせず，私や弟，妹のためにいろいろ援助をしてくれました．今度は私たちが姉に恩返しをする番です．私の家の敷地に小さいですが家を建てますのでそこに姉に住んでもらい，私たち夫婦がこれから面倒をみていきます．弟や妹もいますから」という．その話を聞いたとき，この患者はきっと弟や妹のことを思いながら，よい人間関係を築いてきたのだなと感心した記憶がある．この事例から認知症になるとその人の生き方，人生が反映されるのだとの認識を強くもつようになり，一方，家族の一員が認知症になったとき，その家族の人間性が浮き彫りにされることもわかってきた．認知症と診断されると，在宅で介護をする気がなくすぐに介護施設に入所させようと考える家族，診察室で医師の前で患者を罵倒する家族，口先ばかりで何もしない家族，認知症が進んでいる患者の生活の援助をまったくせずに放置するなど問題のある家族も少なくない．この家族には人に対するやさしさとか人間らしさなどがあるのだろうかと疑問をもつ家族も少なくないように感じている．

# 第14章 その他の行動障害の治療

> **事例** 自分の思いが通じず包丁を振り回した 86 歳，男性，アルツハイマー型認知症

> **標的症状** 刃物を振り回す行動障害

> **対応のポイント**
> 
> ① 家族から患者が示す行動障害のきっかけやそのときの状況を詳細に聴取することが必須である．状況を把握できるとその後の対策を講じやすい．
> 
> ② 行動障害は，些細な状況から派生することが少なくない．相談を受けた医師は，日常生活のなかでの細かい視点で介護指導を行うように心がけたい．

## 病歴と問診・診察，神経心理検査

　84歳時にアルツハイマー型認知症と診断しドネペジル（アリセプト®）5 mg が開始された．その後，身体症状として頑固な便秘がみられる以外には安定した状態が継続しており，家族を悩ませる行動障害・精神症状 BPSD はみられなかった．週2回ゲートボールに出かけ散歩にもいっていた．2年後，家族から電話相談があり，患者が2回ほど包丁を振り回し「死んでやる」といい暴れたとのことである．妻と息子夫婦をよんで事情を聴取した．単身赴任していた海外から息子が最近帰国し，現在，患者と妻，息子の3人暮らし（息子の嫁は自分の母親の介護のため別居している）．今回のエピソードは，妻が患者と息子の食事を準備する際，息子の食事の準備を優先し

て行ったため，患者が「俺を飢え死にさせるのか！」と激怒し包丁を振り回したとのことである．診察室で付き添ってきた嫁は「自分の母親が認知症なのでその介護で精一杯であり，姑舅のことなどに関与できない，病院がなんとかするのが当たり前でしょ」といい放ったが息子は終始無言のまま座っている状態であった．

## 初診時診断とその後の治療方針

すでにアルツハイマー型認知症と診断し，抗認知症薬の継続服薬がなされている事例である．初診から２年後に患者が刃物を振り回す事態を生じている．家族や周囲から患者の行動障害の原因やそのときの様子を詳細に尋ね，介護指導を行うようにしたい．原則は非薬物療法であり上手な介護，適切な対応をどれだけ家族が行えるかである．

### ▶非薬物療法

①家族から話を聞くと，実に些細なことで患者が包丁を振り回したことがわかる．認知症診療を行っていると，家族や周囲の人々から介護に関する困った相談を受けることが多い．実際に相談内容を確認すると，「えっ，そんな些細なことで相談にくる？」「その程度のことなら自分たちで考えてなんとかなるでしょう！」とつい思ってしまうことが少なくない．本事例でもよほど大きなトラブルがあって包丁を振り回したのかと思っていたが，実は食事の順番で患者の意に添わない状況があったために激怒し刃物を振り回す事態になったのである．食事の準備などを患者優先にして行えばなんら問題は生じないはずである．患者の気持ちを優先する対応を家族（本事例では妻と息子）に指導すれば何ら問題はない．

②さらに，家族に他に困ったことはないかと尋ねたところ，患者はゲートボールに週２回出かけているが，その集団のなかで難聴の患者は他人のいうことを正確に聞き取ることができず周囲から叱責を受けることが多

く，沈みがちとなりゲートボールに出かけるのを嫌がるようになっていることも判明した．対処として，ゲートボール集団の中心的人物に患者の状況（難聴があること，認知症に進展していること）を説明し理解してもらったうえでなんらかの対策を依頼するよう妻に指導した．その結果，その人物が集団のなかでの患者の対応を考えてくれるとの返事があった．

### ▶薬物療法

① 患者が示す感情障害の要因として身体的不調が背景に存在している可能性を常に考えることが大切である．本事例でも頑固な便秘が継続しており，それが誘因になって患者の精神状態が不安定になっているのかもしれない．身体的不調が不快感を生み出し，易怒性や暴言などにつながっている場合もある．他院で処方されている便秘薬をもう少し強力な薬剤に変更するなどの対応が必要かもしれない．

② 本事例の行動障害に対して直接的に効果を期待できる薬剤はないが，些細なことで患者が激怒する背景には感情の不安定さが潜んでいることは多い．認知症が進んでいることも加味し患者の行動や感情，言動の安定化を期待してドネペジルにメマンチン（メマリー®）を併用する選択肢も考えられる．

## その後の経過

家族や周囲の人々の適切な対応とメマンチン 10 mg の服薬で患者の感情は安定化しその後は穏やかな生活が続いている．

## TIPS 本事例における非薬物療法・薬物療法のコツ

① 介護相談の内容を吟味すると実は些細なことが原因で患者に行動障害が

みられている場合が少なくない．認知症患者でなければ看過されてしまう程度の要因が行動障害を生じさせていることを痛感する．医師からみると，そのくらいのことは家族の間で考えてほしい，その程度のことで無駄に時間を割いて介護指導をしたくないと考えがちである．患者の介護を長年行っている家族であっても病気や医療に関しては素人であろう．医師がこのようなことは医学的には常識と思っていても家族にとってそのことは思いもよらないことなのである．ちょっとした介護指導が家族にとって解決の糸口になることもあるので，短時間でよいのでその事例に合った介護指導を行うようにしたい．

② 本事例では，妻と息子に対して以下のように説明した．「お話を伺うと患者さんが刃物を振り回した原因は周囲からみると実に些細なことだと思います．そのようなことで怒り刃物まで振り回すかと考えてしまうのは当然のことだと私も思います．しかしながら患者さんは，なぜ自分の食事が先ではないのかと思い込んでいるのです．家族の考えと患者さんの思いには齟齬がみられるのです．どちらが良い悪いではなく，患者さんの気持ちは我々と少し異なっているのではないかと家族が思いを馳せることが重要なのです．認知症の介護では，患者さんのように些細なことで怒りだす場合が少なくありません．患者さんが怒り刃物を振り回した原因を傾聴し理解しつつ，次回から同じような環境を作らないように家族が努めることが重要なのです．家族にとっては腹立たしいことかもしれませんが，認知症介護とはそのようなことの連続なのです」

③ 多忙な外来のなかでなかなか介護指導のための時間を確保できない，あるいは介護指導自体を不得手と考えている場合には，最寄りの包括支援センターや懇意にしているケアマネジャーにその介護指導を依頼するしか方法はないようである．しかし，あえて述べるならば，介護している家族は医師あるいは主治医に困ったことを相談したいと考えていることが多い．また，医師からの適切なアドバイスを聞きたいと望んでいるこ

とが少なくない．

④ 患者が示す行動障害・精神症状 BPSD の原因あるいはきっかけとして便秘や痛みなどの身体症状が存在している可能性を忘れないようにしたい．たとえば痛みが背景にあって焦燥感や易怒性，不眠などが出現している患者がみられる．困った症状をすべて認知症由来と考えず身体的に何か問題はないのかを探索する診療態度を心がけたい．

> **事例** 飲酒行動が度を超している70歳,女性,アルツハイマー型認知症

> **標的症状** 過剰な飲酒行動と飲酒後の自動車運転

> **対応のポイント**
>  飲酒行動自体を止めさせる方法を考える.それが無理ならば飲酒する機会を減らす工夫を試みる.断酒を目的としての施設入所が有効なことも少なくない.
>  認知症患者における過剰な飲酒行動ならびに飲酒後の自動車運転を止めさせる有効な薬物療法はない.

## 病歴と問診・診察,神経心理検査

　65歳頃からもの忘れがみられ,68歳時にアルツハイマー型認知症と診断され,抗認知症薬が開始された.昼間は病院の清掃,夜はホテルで炊事の仕事をしていた.初診から2年後,以前から飲酒をしていたが最近飲酒量が増加し節酒するように家族がいっても聞き入れない.先日はウイスキーをボトル半分飲んだ後,酩酊状態で車を運転し買い物に出かけてしまった.現在,週2回,午後5時に自宅を出て40分ほど車を運転し郊外のホテルで皿洗いのアルバイトをしている.どうしたらよいかと嫁からの相談である.家庭内の事情として,嫁は後妻であり,離婚した先妻もしばしば患者宅を子連れで訪れ患者との仲は先妻のほうが良好である.息子もその出入りを黙認し,嫁(後妻)に我慢するよう求めている.嫁は,患者や夫に強くいえないと述べている.

## 初診時診断とその後の治療方針

　本事例では，飲酒行動だけでなく酩酊状態で車を運転するなど触法行為に及んでいることから早急な対策が求められる．車の鍵を取り上げる，車を売り払うなどの提案を医師のほうから行ったが，嫁は，「車の運転を取り上げると，アルバイトにいけないことから自宅でより飲酒行動に走る可能性があるので余計心配である」と難色を示した．日中デイサービスを利用し飲酒行動を回避するのはどうかと伝えると，「デイサービスから帰宅した夕方4時頃から飲酒に走るかもしれない．夫がデイサービスにいかせるほど悪くはないといって自分（嫁）を責める」と否定的な発言であった．外来で考えられる対策を嫁に伝えるが，嫁自身が積極的な対応をしたくないのか受け入れられないのかがよくわからない事例である．

### ▶非薬物療法

① アルツハイマー型認知症患者にみられる過剰飲酒行動に対する介護指導である．まず，飲酒行動自体を中止させることができるか否かである．家族からの忠告に素直に従って飲酒を止めるならば問題はないが，多くの事例では家族の意見を受け入れない．医師あるいは権威ある第三者の意見ならば，患者が受け入れる可能性もあるので医師のほうから禁酒を伝えるようにしたい．認知症患者は，行動面で抑制が効かないことが多く，また衝動的な行動も少なくない．本来ならば完全に断酒をすることが望ましいが，患者によってはとくに男性患者の場合には，禁酒を実行しようとすると飲酒をさせろといって家族に対し暴力行為に及ぶことも少なくない．適量の飲酒を守れるかは難しい点であるが，ある程度の飲酒は許容せざるを得ない場合もあると思われる．

② 飲酒の機会を減らす工夫を指導する．自宅内にアルコール類の買いだめをしておかない，仮に飲酒する際には家族が近くにいることを患者に条件と

その他の行動障害の治療

して呈示しておく，最寄りでアルコール類を購入しないように余分な金銭をもたせないなどの対策があげられるが実効性は乏しいようである．著者の経験では，家族のいない間に患者が外出し最寄りの酒屋やコンビニでアルコール類を購入してしまう事例が多い．さらに，家族が終日患者の飲酒行動を監視できるわけではないことから隠れて飲酒をする場合も多い．

③ 患者の拒否がなければ，断酒を目的に医療施設への入院や介護施設への入所なども対策のひとつにあげられる．著者は施設入所によって断酒に成功した事例を数名経験している．

④ 著者は以下のような指導をしたことはないが，本事例の嫁によると，あるケアマネジャーから「患者が飲酒し車を運転して出かけた直後に警察に飲酒運転をしていると連絡し，逮捕してもらい，そこから免停，違反の講習に行かせないで免許証の取り上げをする方法でうまくいった事例がある」といわれたとのことである．この対策が適正か否かはわからないが，介護スタッフは予想外のことを考えつくなと妙に感心したことがある．

▶薬物療法

① 認知症患者における過剰な飲酒行動や飲酒後に自動車運転をする行動障害に対する有効な薬物療法は存在しない．

## その後の経過

その後，嫁から先日もウイスキー1本を空にした後，車を運転していた，息子がきつくいっても聞かないとの報告があった．このままでは，取り返しのつかない事態になる可能性が高いから，しばらく断酒を目的に施設入所をさせたらどうかと強く提案したところ，息子もやっとその方針を納得したことから入所の段取りを進める手はずを整えた．ところが1カ月後，患者自身が突然飲酒行動を止め，さらに車の運転もしなくなったことから施設入所の話は立ち消えになった．

## TIPS 本事例における非薬物療法・薬物療法のコツ

① 過剰な飲酒行動も認知症介護では解決しにくい問題のひとつである．患者に病識が乏しいことから，理詰めでの説得は功を奏さないことが多い．飲酒させないように対策を講じるが諸事情（家族が深刻に考えていない，患者が頑強に拒否する，勝手に酒類を購入してしまう，散歩にいく途中に自販機で酒類を買ってしまうなど）でなかなかうまくいかないことをしばしば経験する．

　本事例でも息子の理解が不良なこと，嫁が後妻であり先妻や患者に遠慮があることなどから飲酒行動への対策の実行が難しかった．やっと断酒目的に施設入所の方針が決まった頃から飲酒量の減少と患者自ら運転をしなくなるとの状況に変化していった．変化の原因は不明であるが，結果的にはよい方向に向かっているといえる．

　しかし，今後飲酒行動が再燃する可能性も否定できない．認知症介護の視点から考えると，本事例のようにある期間活発な行動障害・精神症状 BPSD がみられ家族を苦しめるが，有効な対策を講じえなくてもある時期を境にその症状が軽減から消失する場合もよくみられる．有効な介護指導ができなくても家族を励ましながら気長に対応することが必要かもしれない．

② 飲酒行動だけならば，ある程度患者の好きなようにさせることも選択肢のひとつではないかと著者は考えている．飲酒に伴って暴力行為がみられる場合にはそれなりの対策を講じなければならないかもしれないが，（家族，特に妻からみれば）過剰な飲酒と考えられるが患者がおとなしく飲酒するだけならば多少なりとも許容してあげるのもよいのではないかと思うがいかがであろうか．

③ 認知症患者にみられる飲酒行動の指導に際してまったく飲酒をさせない断酒がよいのか，ある程度の飲酒量を設定したうえで飲酒を継続させて

もよいのかの判断は難しい．患者本人が完全に飲酒を止めるといってくれれば問題はないが，患者から晩酌が楽しみであるといわれるとなかなか完全に飲酒を止めろとはいえないかもしれない．飲酒量を設定したからといってそれを患者が守れるかは不明である．明確な指導ができない問題であろう．

事例　夫と不仲で隠れ飲酒や万引き行為を繰り返す74歳，女性，アルツハイマー型認知症

**標的症状**　隠れ飲酒，万引き行為

**対応のポイント**

 隠れ飲酒や万引きなどの行動障害に対しては見守りの目を増やすことが重要．適切な介護施設への入所も選択肢のひとつになる．

 対応困難事例に遭遇すると診療に時間と負担がかかることが多い．解決策が見出せない事例では事態が変化するまで"待ちの姿勢"を指導するとよい．

## 病歴と問診・診察，神経心理検査

　夫と2人暮らし．連れてきた夫と同居していない娘からの病歴聴取．71歳時に孫の交通事故死を契機に抑うつ状態となり近くの総合病院に通院していた．72歳時，夫が脳内出血を発症し右不全片麻痺が残った．この頃から患者にもの忘れが目立ってきた．近医を受診しアルツハイマー型認知症と診断されドネペジル（アリセプト®）の投与が始まった．現在，もの忘れと夫に対する暴力行為，隠れての飲酒行動（日本酒2合前後を一気に飲み干してしまうなど）がみられる．コンビニとスーパーで商品をポケットに入れて持ち帰る万引き行為が2回みられた．料理はまったくできず，ゴミ捨て場から腐ったパンをもち帰り夫に食べさせようとする行動もみられる．娘からの情報では，夫は以前から自分に都合のよい話をすることが多いので夫に対する暴力行為に関してその真偽はわからないとのことであった．実際に夫婦仲は悪く今までもしばしば離婚話が出ており，現在夫が離婚届に判を押している．夫は，別れるといいながらひとりでは患者が生活できないからといっ

て相変わらず一緒に生活をしている．現在，患者には病識がなく身の周りのことができない．夫の世話もできない状態であり身体の不自由な夫も単身では入浴も満足にできない．

## 本事例の問題点

① 夫婦仲も悪いが，連れてきた娘と夫，さらに娘と患者との仲もよくない．娘によると，最後は自分が面倒みなければならないとの想いはあるが実際にはどうしたらよいかわからないと述べている．

② 夫は自分に都合のよい話ばかりするので，家庭内での夫婦の生活の実態を充分把握できない事例である．同居していない娘も生活状況を正確にはわかっていない．

## 初診時診断とその後の治療方針

夫からの情報がどこまで信頼性があるのかは疑問であるがゴミ捨て場から腐ったパンをもち帰る行動が事実ならば患者の認知症症状は相当進んでいると推測される．アルツハイマー型認知症が進んだ結果，隠れ飲酒や万引き行為などの行動障害が目立ってきていると判断され，今後，不仲な夫との同居生活をどう継続していくか，あるいは同居以外の選択肢を考えるかが問題となる事例である．

### ▶非薬物療法

① 夫は，患者の状態がうつ病なのか認知症なのかわからないとのことであり，まず認知症全般，とくにアルツハイマー型認知症について説明を行うようにしたい．記憶障害や万引き行為，暴力行為（本当にあるとするならば）は，アルツハイマー型認知症に由来する症状の可能性が高いことをわかりやすく説明する．本事例では，夫が病気を正しく理解できるか否かがポイントのひとつになる．夫との在宅生活を継続できそうならば，介護認

定後に訪問ヘルパーなどの導入によって在宅での介護支援体制の構築の段階に進むことになる．

② 理想は在宅生活の継続であろうが，主たる介護者の夫に脳出血後遺症がみられ充分な介護能力がない，さらに夫婦仲がよくない，万引き行為や隠れ飲酒を在宅でコントロールすることが困難なこと，同居していない娘があまり在宅介護に積極的な印象を受けないなどの理由から夫婦ふたりでの在宅生活の継続は難しい印象を受ける．

③ グループホームや有料老人ホームなどの介護施設への入所が可能ならば，介護スタッフの施設内での見守りを期待できるので外での万引き行為はなくなるだろうし自室での飲酒行動を防げる可能性が高い．問題は入所に関わる費用である．本事例では夫婦ふたりで月 15 万円の年金を得ている．夫は自宅を売って資金にするとも述べているのでその方法も選択肢のひとつである．

④ 娘から夫婦不仲なので別々に暮らさせたほうがよいのではないかとの質問があった．本事例のように夫婦仲が悪い，あるいは常習飲酒によって夫が妻に対して頻繁に暴力を振るう，夫の賭け事で家庭が崩壊しているなどの状況に陥っている事例を時折診療する．第三者からみると，そんなに困っているならば別れるほうがよいのにと思うがそのようにはならない．事例によってはそのような状況にお互いが慣れている，困った状況をお互いが共有することでなれ合い，そして安住している場合（共依存状態）がある．本事例でも夫は患者と別れるといいながら，患者がひとりになったときのことが心配，あるいは施設入所をそんなに急ぐ必要はないと娘にいうなど言動に統一性がみられない．本事例の夫婦間の関係から，本来ならば夫婦一緒の入所が望ましいが金銭的には難しいことからまず患者の施設入所を優先とした．

▶ **薬物療法**

① 隠れ飲酒や万引き行為に対して有効性を期待できる薬剤はない．行動制限を目的に抗精神病薬を使用している事例を散見するが著者の経験では効果のない場合がほとんどである．

② 初診で現在までに抗認知症薬を処方されたことがない事例では，メマンチン（メマリー®）を試みてみる価値はあるかと思われる．認知症症状の進行抑制とともに行動障害の軽減を図れる事例がみられるからである．本事例では，すでにドネペジルが開始されていたがメマンチンの追加併用も選択肢になるかと考えられる．

## その後の経過

患者の入所を第一に入所可能な介護施設を探したが，その間も夫は自宅でふたりでの生活を継続するといい張り娘との口論が絶えない状況であった．1 カ月ほどそのような諍いを繰り返しているうちに娘との連絡が途絶えるようになり，結局受診してこなくなったことから診療終了になってしまった．

## TIPS 本事例における非薬物療法・薬物療法のコツ

① 本事例のように夫婦間で共依存状態になっている事例の相談を受けることが時折あるがなかなか対策を講じにくい．共依存にある夫婦間には解決できない問題が山積していることが多い．このような事例では医療・福祉関係者が当事者らに振り回されることが多く解決策を模索している間に受診してこなくなることをしばしば経験する．

② 介護相談に乗るときに忘れてはならないことは，患者や家族の訴えやいい分に振り回されないことである．とくに介護相談にくる家族は，現在の状況に戸惑い，混乱をしていることが多い．まず，患者ならびに家族

のおかれている現在の状況を客観的に把握し評価することが対策を講じるうえで重要なことである．実臨床では患者の状況を正確に把握できたとしても有効な解決策を立てることができない，解決策を患者ならびに家族が受け入れない場合も少なくない．継続した通院が途絶える事例もみられ，医師はできる範囲のなかで介護指導を行うしかないといえる．

## 事例　多彩な行動障害と興奮を示す89歳，女性，アルツハイマー型認知症

### 標的症状　多彩な行動障害，興奮

### 対応のポイント

① 高度アルツハイマー型認知症でみられる多彩な行動障害・精神症状BPSDに有効な非薬物療法は少ない．

② 抗精神病薬などを使用する際，薬効による利点と副作用あるいは不都合な状態とを秤にかけて増量あるいは継続をするか，早めに処方を中止するかの判断をすべきである．

## 病歴と問診・診察，神経心理検査

　84歳時にアルツハイマー型認知症と診断されているが，その頃はもの忘れと終日寝ていることが多いなど意欲の減退が主な症状であった．ドネペジル（アリセプト®）5 mgが開始され，1年後に10 mgに増量されたが意欲の減退の改善はみられなかった．初診から2年後，実兄が死んだなどの妄想や交通量の多い幹線道路を横切るなどの行動障害，独語，拒薬などがみられ始めメマンチン（メマリー®）の併用を開始した．メマンチンを20 mgに増量するが自宅内の家具を外に放り投げる，数時間続く独語，デイサービス利用拒否，興奮などの症状が継続している（拒薬のためメマンチンは粉砕し，朝の味噌汁に混ぜて服薬させている）．2年後のMMSEは16点，ADAS-J cog.は20点，FABは0点であった．

## 初診時診断とその後の治療方針

　発症初期は自発性の低下，意欲の減退が主症状のアルツハイマー型認知症であったが，受診 2 年後から多彩な行動障害・精神症状 BPSD がみられ始め，家族が介護に苦慮している事例である．認知症は中等度からやや高度に進展しておりドネペジル 10 mg にメマンチン 20 mg を併用しているが行動障害・精神症状 BPSD の軽減は認められない．

### ▶非薬物療法

① 認知症が高度に進展してきている段階では環境整備などの非薬物療法だけでは行動障害・精神症状 BPSD に対する効果を期待し難い場合が多い．とくに衝動的な行動障害，たとえば，突然暴力行為を示す場合などに対して非薬物療法では対応困難な場合がほとんどではなかろうか．非薬物療法だけにこだわるのは介護家族を苦しめる結果になることを銘記しておきたい．

### ▶薬物療法

① 周囲を困らせる，あるいは患者自身に身体的な危険が迫る行動障害に対して効果を期待できる薬剤は，メマンチン，ならびに抗てんかん薬，抗精神病薬である．本事例ではすでにメマンチンが使用されているが拒薬などで充分服薬ができていない．ある程度の行動制限を目的に抗精神病薬を使用せざるを得ない．

② 抗てんかん薬と抗精神病薬のどちらを先に使用すべきかの明確な判断基準はない．著者は，標的症状が易怒性や暴言などの感情障害が主な場合には抗てんかん薬を，暴力行為などの行動障害が主な場合には抗精神病薬を選択するようにしている．

③ 抗精神病薬のなかでどれを使用したらよいかの基準もない．図25 (図 13

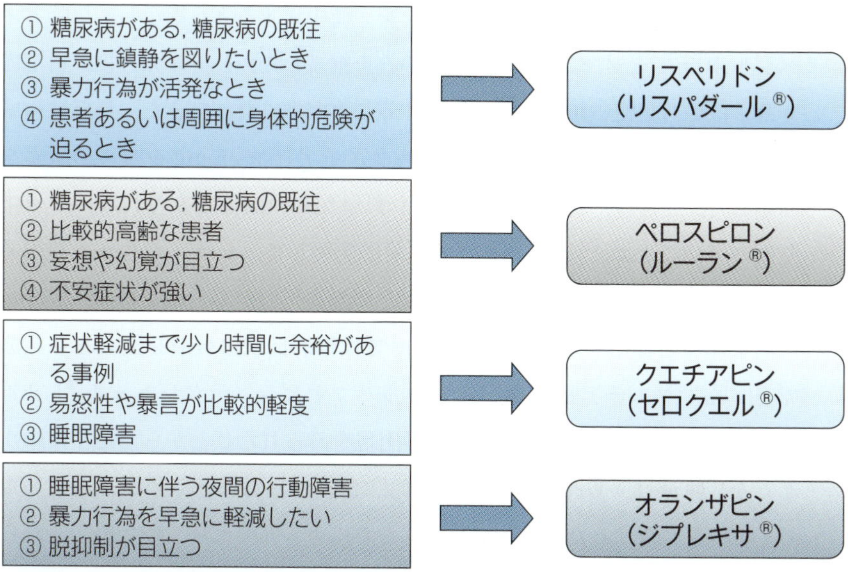

## その他の行動障害の治療

| 条件 | 薬剤 |
|---|---|
| ① 糖尿病がある，糖尿病の既往<br>② 早急に鎮静を図りたいとき<br>③ 暴力行為が活発なとき<br>④ 患者あるいは周囲に身体的危険が迫るとき | リスペリドン<br>（リスパダール®） |
| ① 糖尿病がある，糖尿病の既往<br>② 比較的高齢な患者<br>③ 妄想や幻覚が目立つ<br>④ 不安症状が強い | ペロスピロン<br>（ルーラン®） |
| ① 症状軽減まで少し時間に余裕がある事例<br>② 易怒性や暴言が比較的軽度<br>③ 睡眠障害 | クエチアピン<br>（セロクエル®） |
| ① 睡眠障害に伴う夜間の行動障害<br>② 暴力行為を早急に軽減したい<br>③ 脱抑制が目立つ | オランザピン<br>（ジプレキサ®） |

**図25** 非定型抗精神病薬4剤の選択基準（著者の私見）

再掲）は，著者が日常臨床で目安にしている標的症状と選択する非定型抗精神病薬の種類を示したものである．薬剤選択の原則としてまず糖尿病の有無を確認することから始まる．糖尿病が存在するときには，クエチアピン（セロクエル®）とオランザピン（ジプレキサ®）は禁忌であり，両剤以外の非定型抗精神病薬を選択する．さらに大雑把に述べると，標的症状が比較的軽い場合にはクエチアピンあるいはペロスピロン（ルーラン®），重い場合にはリスペリドン（リスパダール®）あるいはオランザピンを選択するとよいかもしれない．

## その後の経過

リスペリドン内用液0.5 mgを夕食後から開始した．開始10日後から口数が少なくなってきた．ぼーっとしていることが多い．1カ月後，終日寝て

いることが多いことからリスペリドンを一時中止するよう指示し，以降ドネペジル10 mgとメマンチン20 mgのみを継続した．1年4カ月後，自宅内で荒っぽい言葉使いが多くなり興奮することが多くなってきた．易怒性や威嚇言動が多くなってきていることからクエチアピン25 mg夕食後の服薬を開始した．2週後，25 mgで易怒性や興奮などの改善はみられないが日中傾眠が多いことから12.5 mgでの服薬に変更した．ショートステイ利用を開始したが介護スタッフに噛みつくなどの暴力行為がみられている．25 mgに増量すると傾眠が増悪し，12.5 mgでは標的症状の軽減を図れない状態であった．クエチアピンを中止しカルバマゼピン（テグレトール®）200 mgに変更したが，下肢中心に発疹の出現をみられたことからただちに中止とした．家族は，カルバマゼピン開始3日後から易怒性や興奮は消失したので継続をしたかったと述べていた．さらにカルバマゼピン中止後，これらの症状が再燃しているとのことであった．

## TIPS 本事例における非薬物療法・薬物療法のコツ

① 易怒性や興奮，威嚇言動などの行動障害・精神症状BPSDに対して抗精神病薬を使用する際，最も問題になる副作用は傾眠やふらつき，過鎮静である．ごく少量（リスペリドンでは0.5 mg，クエチアピンでは12.5 mgあるいは25 mg）の初回用量でもこれらが出現する際には，処方した薬剤を中止し他剤に変更するようにしたい．本事例では，拒薬がみられたことからリスペリドン内用液をまず選択し，次いでクエチアピンに変更したが，いずれも傾眠が著明で標的症状の軽減を図れる用量まで増量することができなかった．

② 抗精神病薬や抗てんかん薬を使用する際には，薬効による利点と副作用あるいは薬効がもたらす不都合な状態とを秤にかけて増量するか，ある

いは現在用量を継続するか，または早めに処方を中止するかの判断をすべきである．

③ 本事例では，カルバマゼピンが易怒性や興奮に対して有効な印象を受けたが，下肢中心に発疹の出現がみられたことからただちに服薬の中止を指示した．本剤の最も重篤な副作用は，血液障害（汎血球減少や再生不良性貧血，無顆粒球症など）と皮膚症状（中毒性表皮壊死融解症や皮膚粘膜眼症候群など）である．重篤な皮膚症状のほとんどは服薬開始3カ月以内に出現することから，投与初期には注意深い観察が必要である．カルバマゼピンの服薬によって種類を問わず何らかの皮膚症状が出現したらただちに服薬を中止すべきである．

④ 抗精神病薬あるいは抗てんかん薬のどれを選択したら効果を期待できるかの明確な目安はない．向精神薬の選択は，個々の医師の経験や使い慣れた薬剤，好みなどに左右されるともいえる．向精神薬の使用に慣れない医師は，抗精神病薬と抗てんかん薬のなかでそれぞれ一剤を選択してしばらく使用してみると，その薬剤のよい点や注意すべきことを理解できるようになることからまず一剤を使用してみることをお勧めする．

| 事例 | 迷子が受診の契機になった 75 歳，女性，アルツハイマー型認知症 |

| 標的症状 | 迷子 |

### 対応のポイント

1. 迷子や徘徊を確実に予防する対策はないことを家族に伝えることが大切である．そのなかでデイサービス利用など見守りの目を増やす工夫をするよう指導する．

2. 迷子や徘徊の結果として不測の事故などが生じる可能性について説明することも必要．必要に応じて施設入所を勧めることを忘れないようにしたい．

## 病歴と問診・診察，神経心理検査

　ある日，自動車を運転して外出し行方不明になった．翌日の昼に 20 km 離れた山中で脱輪して動けない状態で発見され警察に通報された．発見時には衣服が乱れ靴を履いていなかった．患者は，その間の状況をまったく説明することができなかった．この件の発覚後，友人との待ち合わせ場所や駐車場で迷うことが以前からあったことが判明した．二世帯住宅の 1 階に住んでおり，2 階に住んでいる息子夫婦が迷子以降に患者の生活を注意深く観察してみると，買い物で同じ物を買ってくる，外出の際の衣服がいつも同じである，小銭の取り扱いができないことに気づいた．身体的には杖使用での歩行であるが明らかな麻痺などはみられなかった．初診時の神経心理検査は，MMSE が 8 点，HDS-R は 6 点であった．

## 初診時診断とその後の治療方針

　　迷子で認知症の存在に気づかれた事例である．やや高度に進展したアルツハイマー型認知症と診断された．二世帯住宅で2階に住んでいる息子夫婦は患者の異変に長らく気づいていなかったようである．病態を説明し今後患者の生活で見守りが必要であること，自動車運転を止めさせること，できなくなった生活能力に関しては息子夫婦が手助けすることを指導した．

### ▶非薬物療法

① 迷子を契機に医療機関を受診してきた事例である．本事例のように同居している家族が患者に関心がないときには認知症がかなり進んだ結果，徘徊や迷子などの予想外の行動障害・精神症状 BPSD の発現によって患者の異変に気づくことが少なくない．現在の患者の病態と認知機能障害が進んでいることをわかりやすく説明することが重要である．

② 表11 に考えられる対策を示した．頻繁に迷子がみられる患者の場合，患者ひとりで外出させないこと，外出する際には必ず誰かが付き添い出かけ

**表11 徘徊や迷子に対して考えられる対策・対応**

- 患者ひとりで外出させない，家族が一緒に出かける
- 患者が一緒にいくのを嫌がる場合，家族が少し離れて歩き，患者の様子をみながら帰宅を促す（そろそろ家に帰りましょうかなどと優しく伝えることが大切）
- 日中患者をひとりにさせない工夫をする，たとえば，デイサービスを利用する
- ネームプレートを衣服や持ち物につける（患者にわからないようにつけることが大切）
- 玄関などの開閉に際してブザーや警告音が鳴る装置を設置する
- GPS を利用した携帯・パソコンによる探索システムを利用する，位置情報の提供や現場での患者の保護などが可能になる
- 最終的には家中を施錠して出ていけないようにする場合も少なくない

ることが原則であると指導するが，これで徘徊を解決できるならば以降で困ることはない．しかし，患者が独居の場合や日中ひとりのことが多い事例には，なかなかそのような対策だけではうまくいかない．
③ 日中患者をひとりにさせない工夫も重要である．たとえば，デイサービスの利用を勧め見守りの目を増やす工夫をするよう指導する．
④ 一番困るのは家族の隙をみて外出し迷子になる場合である．迷子対策として，名前や連絡先の記載された名札などを衣服や持ち物につける，開閉で鳴るブザーなどを玄関などに設置する，居場所を探索できる装置（GPSを利用した携帯・パソコンによる探索システム）を身につけておくなどの対策を指導する．
⑤ 迷子や徘徊が頻繁にみられる事例では，池や川，側溝に落ちてけがをする，交通事故に巻き込まれる，行方不明になるなど不測の事故や事態に進展する可能性があることを家族に充分説明しておくことが必須である．この説明を忘れると，後に患者が不測の事態に陥ったときに家族からクレームが出る可能性を否定できない．
⑥ 迷子や徘徊が頻繁で患者自身に身体的な危険が高いときには，施設入所を勧めるほうがよいかもしれない．なぜならば，家族は迷子や徘徊による重大な結果（たとえば，行方不明）をそれほど深刻に考えていない場合がしばしばあるからである．患者の身体的安全性の確保のために選択肢のひとつにして考慮したい．

## ▶薬物療法

① 無断外出や徘徊，迷子に有効な薬剤は存在しない．「かかりつけ医のためのBPSDに対応する向精神薬使用ガイドライン（第2版）」では，徘徊にリスペリドンの使用を考慮してもよい，と記載されているが実臨床では薬物療法を援用しても行動障害の是正にはならない場合がほとんどである．

## その後の経過

診断後,患者の自動車を家族が廃棄処分とし,以降の買い物などの外出には嫁が同行するようにしている.介護認定後に週4回デイサービスの利用を開始している.

## TIPS 本事例における非薬物療法・薬物療法のコツ

① 認知症と診断後に家族から「徘徊はいつから始まりますか」,「徘徊が出ると困るのですが」などと徘徊,迷子を心配する声をしばしば耳にするが実臨床では徘徊,迷子が高頻度に生じるわけではない.実臨床では,自発性の低下・意欲の減退,アパシーなどが原因で外出したがらないアルツハイマー型認知症患者のほうがはるかに多い.介護家族にその点をきちんと説明しておくようにしたい.

② 徘徊や迷子は,認知症が進行するほど出現しやすい行動障害であるから,家族には認知症症状の進行・抑制がこれらを生じにくくする対策であると伝える.そのためには抗認知症薬の継続した服薬と上手な対応,適切な介護が重要であると伝える.

③ 徘徊や迷子を確実に予防する対策はないことを家族に伝えることが大切である.見守りの目を増やすといっても24時間監視することは不可能である.著者の経験した事例では,夫婦ふたり暮らしで夫が歯磨きをしていたほんの数分の間に患者が外出し1日行方不明になってしまった患者がみられる.玄関の開閉の度にチャイムが鳴る装置をつけても患者によっては窓から出ていってしまうこともある.無断外出や徘徊,迷子を完全に予防することは実際には非常に難しいといえる.

④ 落ち着きのなさや歩き回る背景に薬剤性のアカシジア(着座不能)が潜

んでいる可能性もあるので抗精神病薬やベンゾジアゼピン系抗不安薬などの薬剤歴を確認することが求められる．

⑤ アルツハイマー型認知症が進行した結果，不安感や見捨てられ妄想などが原因となってひとりでいられない状態になることがある．そのような患者では，配偶者や家族が外出すると自分ひとりが取り残された気分となり配偶者や家族をみつけるために外出し，その結果，自宅に戻れずに徘徊，迷子とみなされることがある．不安感や見捨てられ妄想がみられる患者では，とくに患者をひとりにさせない対策を講じることが重要である．配偶者や家族が外出する際には可能な限り一緒に行動するよう指導したい．

## その他の行動障害の治療

**事例** 介護施設からしばしば脱走する 75 歳，男性，病型判断困難

**標的症状** 脱走，暴言，興奮

### 対応のポイント

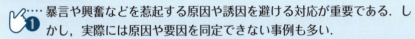
① 暴言や興奮などを惹起する原因や誘因を避ける対応が重要である．しかし，実際には原因や要因を同定できない事例も多い．

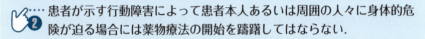
② 患者が示す行動障害によって患者本人あるいは周囲の人々に身体的危険が迫る場合には薬物療法の開始を躊躇してはならない．

## 病歴と問診・診察，神経心理検査

グループホームに入所中で介護スタッフからの相談である．普段は自室にてひとりで読書をするなどして過ごしているが，他の利用者と話をしていると，患者がだんだん興奮してくる．普段の状態から想像できないほどの興奮を示すので周囲が困っている．興奮のあまり施設の2階の窓から屋根伝いに隣家に逃亡する行動が2回あった．また，屋根伝いに電柱や一時停止の標識柱に飛び移り，転落して骨折をしたこともある．頭がからからすると訴えるときや食事を勧めると突然興奮し始めて棒を振り回すなどの行動がみられ手に負えない状況である．

HDS-R は 13 点，MMSE は 14 点であった．MRI では，びまん性脳萎縮とともに右中大脳動脈領域に中等大の陳旧性梗塞巣が認められる．

## 初診時診断とその後の治療方針

正確な病態の把握は困難であるが，右大脳半球に中等大の陳旧性梗塞病変が存在することから血管性認知障害の要因が関与していることは間違いない

であろう．それにアルツハイマー型認知症病変を合併している可能性も否定はできないが，実臨床では正確な診断を下すことは困難である．現在の問題は，原因疾患の同定よりも介護施設で困っている興奮とそれに伴う遁走などの行動障害への対策を講じることである．

## ▶非薬物療法

① 臨床経過に伴って認知症患者が暴言や暴力行為を示す際，その行動障害を生じる原因や誘因を同定することが重要である．対応の原則は，行動障害を生じる原因や誘因を避ける対応である．そのためには家族あるいは周囲の人々が患者の状態を注意深く観察することが重要であろう．

② 著者の経験では，家族や周囲の人々に詳しく事情を聞いても行動障害の原因や誘因を同定できないことのほうが多いようである．たとえば，ある事例で家族が銭湯に誘い，湯船に入っているときにはとても機嫌がよかったのに，湯船から出た途端に「こんな所にきたくなかった」と大声で怒り出したことがある．このようにあるとき突然あるいは衝動的に暴言や暴力行為を示す事例に遭遇すると，非薬物療法をどう進めていけばよいのか悩んでしまうことがほとんどである．

③ 突発的あるいは衝動的な暴言や暴力行為に対しても非薬物療法の適応はもちろん重要ではあるが，それだけに固執し非薬物療法だけで対応するよう指導することは介護家族に身体的・精神的負担を負わせる結果となり介護破綻につながる．施設入所の場合も同様である．事例の問題点を充分吟味し，非薬物療法だけでよいのか薬物療法を早急に併用したほうがよいのかを判断することが大切である．

## ▶薬物療法

① 本事例では，興奮に伴い遁走と骨折，他人に危害を加える可能性のある行動障害がみられることから，興奮や暴言に対してある程度抑制的に働く薬

剤の開始が必要と判断される．
② 抑制的に働く薬剤は，抗てんかん薬あるいは抗精神病薬，漢方薬（抑肝散など）が主なものであるが，抗認知症薬のメマンチン（メマリー®）も患者によっては行動や感情，言動の安定化を期待できるかもしれない．高齢アルツハイマー型認知症患者には抗精神病薬はなかなか使用しにくい．抗認知症薬が処方されていない事例ではメマンチンを試みる価値があるだろう．

## その後の経過

　メマンチンを開始2週後の診察では，興奮などの症状に変化はなかった．その後20 mgまで増量した．初診から3カ月後，施設内での大声は軽減してきた．多少興奮することはあるがほどほどの状態で収まるようになってきていると介護施設からの報告である．今の状態ならば，グループホームでの生活を継続することは可能といわれている．

## TIPS 本事例における非薬物療法・薬物療法のコツ

① 入所患者にみられる暴言や興奮，暴力行為への対策を介護施設から依頼されることが多い．薬物療法を考えるとき，患者の年齢や認知症の重症度，生活環境，標的症状の軽重，家族や介護施設の負担度などを複合的に勘案しながら薬剤を選択する．どの薬剤を選択したらよいかの明確な基準はないことから個々の医師が経験を踏まえながら薬剤を選んでいくことになる．
② 著者は，受診の時点で抗認知症薬を処方されていない患者で行動障害・精神症状BPSDがみられる場合には，まずメマンチンの使用を考慮するようにしている．もちろん患者の示す標的症状によっては最初から抗精

神病薬を選択する事例もしばしばみられる．傾眠や浮動性めまいなどの不都合な状態は，メマンチン開始直後から数日でみられることが多い．メマンチンを初めて処方したときには，服薬開始後に傾眠や浮動性めまいなどを生じることがある点を患者や家族にきちんと説明しておくことが必要であり，さらに，もしそのような状態が生じたら，すぐに主治医に連絡するか一時服薬を中止するよう伝えておくようにしたい．

③家族や周囲の人々にはメマンチンがすべての患者で暴言や興奮，暴力行為に効果を示すわけではないことを充分説明しておくことも大切である．自験例の検討では，メマンチンが行動障害・精神症状 BPSD に効果を示す割合は 2 人あるいは 3 人にひとりであった 図26 ．それでも高齢認知症患者に抗精神病薬や抗てんかん薬を第一選択薬として使用するリスクを考えると，まずメマンチンを処方するのは適切な選択ではないかと著者は考えている．

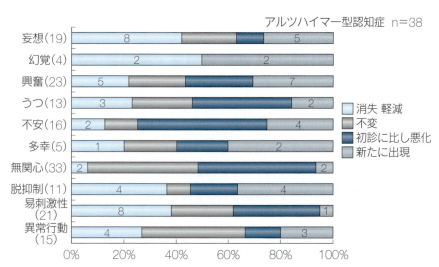

図26 メマンチン服薬 1 年後の BPSD の変化（NPI での評価 初診時 BPSD ありの事例での検討）

④ 本事例ではメマンチンの服薬で，興奮や暴言の持続時間が短縮されたことから介護スタッフの精神的な負担の軽減につながっている．この負担の軽減が患者の入所継続を可能とし，さらに介護スタッフの精神的な余裕を生み出すことでよりよい介護が進むのではないかと思われる．薬物療法はすべて悪と考えるのではなく，適切な薬剤を上手に使いこなすこともまた医師に任された裁量といえるのではなかろうか．

**事例** 夫を他人と認識し暴言や無断外出を繰り返す68歳，女性，アルツハイマー型認知症

**標的症状** 人物誤認，無断外出

### 対応のポイント

 アルツハイマー型認知症の進行に伴い暴言や無断外出，人物誤認などはしばしばみられる行動障害・精神症状BPSDである．患者の生活環境に合わせた対応策を講じることが求められる．

 人物誤認は，誤認されている家族が病態を理解し受容的に受け止められる場合には経過をみていくだけでよい．

## 病歴と問診・診察，神経心理検査

　57歳頃からもの忘れ症状が出現し61歳時にアルツハイマー型認知症と診断されドネペジル（アリセプト®）5 mgが開始された．その後10 mgに増量し，さらに66歳時からメマンチン（メマリー®）が追加併用されている．現在，デイサービスを週1回利用しているが，本人が「なんでそのようなところにいかないといけないんだ！」といって送迎の時間になると勝手にどこかへ出ていってしまう．夫を認識できず，昼夜を問わず知らない人間は出ていけと怒鳴り続ける．警察をよんでしまうこともあるので対応に困っている．患者に夫のことを尋ねると，「ごはんを作ってくれるときは調理人，散歩や買い物に一緒にいくときは彼氏，自宅にいるときには同居している他人」と述べていた．

## 初診時診断とその後の治療方針

　10年以上の病歴をもつアルツハイマー型認知症である．現在，HDS-R

は 11 点，MMSE は 17 点，ADAS-J cog. が 18 点を示すやや高度に進展している事例である．夫に対する誤認や無断外出，デイサービス利用に抵抗を示し家族の介護負担は大である．夫の介護負担の軽減を目的に介護指導を行う．必要時には薬物療法に踏み切ることも必要である．

## ▶非薬物療法

① 夫は，70 歳まで自宅でなんとか介護を継続したいとの希望をもっているので，可能な限りの対策を講じて夫の負担の軽減を図りたい．デイサービス利用回数を増やし見守りの時間を確保したいが，患者は利用増加を拒否している．利用日に患者が勝手にどこかに出ていってしまうので，娘に朝きてもらって無断外出をしないように引き留める対策を行っているが，それ以上の回数を娘に依頼するのは困難である（夫が対応すると暴力行為に進展してしまう）．

② 夫の精神的休養を目的に可能ならばショートステイを利用するよう伝える．患者の状況をみると，ショートステイ利用を納得するかは疑問であるがトライをすることは必要である．その際にどのように患者に働きかけて利用を勧めるかが課題になる．

③ 配偶者を他人あるいはすでに亡くなっている親などと誤認する事例で原因がアルツハイマー型認知症ならば認知症は相当進んでいると判断される．一方，レビー小体型認知症では早期の段階から人物誤認はしばしばみられるものである．本事例では，夫を調理人あるいは彼氏，同居している他人との誤認がみられるが，夫が病態を理解し上手に対応できるならば受容的に受け止め経過をみていくだけでよい．

## ▶薬物療法

① 薬物療法の選択に苦慮する事例である．夫を他人と誤認することで生じるトラブルや無断外出に対して確実に有効性を示す薬剤はおそらくないであ

ろう．しかし，主たる介護者の夫の負担は大きいことから，抑制系の薬剤を選択せざるを得ないがすでにメマンチンは服薬しているので，抗精神病薬のいずれかの使用で行動障害の軽減を図るしか方法はない．糖尿病がなければオランザピン（ジプレキサ®），糖尿病歴が確認できるときにはリスペリドン（リスパダール®）の選択が妥当かもしれない．

## その後の経過

オランザピン 2.5 mg 夕食後の服薬を開始した．服薬 5 日後，やや穏やかになり夜間の睡眠も良好になってきたとのことであった．2.5 mg を継続し 6 週後，夫によるとだいぶ落ち着いてきており，無断外出をしなくなった，自宅の周囲を歩く程度で済み，攻撃性は軽減してきたが逆に活発さもなくなってきた．ショートステイもなんとか利用できるようになり，そこではオランザピンは服薬していない．オランザピンの中止を伝えたが，夫は，また元の状態に戻ると困るので継続したいと述べたので長期的な服薬は過鎮静や嚥下障害を出現しやすいことを説明し隔日で服薬することで納得した．

## TIPS 本事例における非薬物療法・薬物療法のコツ

① 認知症が進んだ結果として，家族内での人物誤認，介護への抵抗，無断外出に対する介護指導を求められることが多い．基本は非薬物療法であるが患者が示す行動障害・精神症状 BPSD の重症度や介護家族の負担度を考慮し薬物療法の介入を躊躇してはならない．どの薬剤が有効性を示すのかは一概にはいえないが非定型抗精神病薬であるオランザピンは鎮静効果を期待できることから使用する価値があるかと思われる 図27．

② オランザピンは，鎮静・催眠効果が比較的強いことから服薬開始後の患者の行動や言動の変化に気をつけることが求められる．傾眠やふらつき，

## その他の行動障害の治療

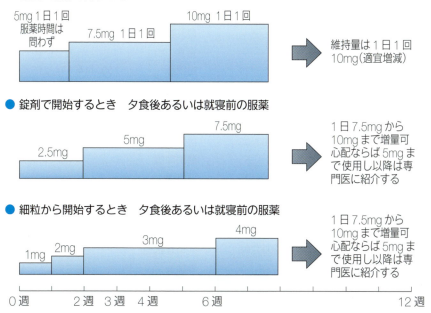

図27 オランザピン（ジプレキサ®）処方の手順

呂律が回らない，朝起きないなどの状態がみられるときには，薬の効き過ぎ，過鎮静と判断し減量あるいは中止を考えていきたい．

③抗精神病薬などが著効した事例では，医師が早めに薬の減量，中止を家族に勧めても家族はよくなった状態をそのまま維持したい，元の状態に戻ると困るなどの理由から現在量の服薬継続を希望する場合が少なくない．そのときは，まず半量への減量を勧めるようにしており，半量でも症状の再燃がないときには中止するよう伝えている．さらにそのときに効果を示した量あるいはその半量を頓服する方法もあることを家族に伝えると家族は安心し医師の指示を受け入れてくれることがある．

# 索　引

## あ行

| | |
|---|---|
| アカジア | 28, 196, 221 |
| 悪性症候群 | 28 |
| 悪徳商法 | 185 |
| アパシー | 2, 14, 16, 18, 160, 163, 169 |
| アリセプト® | 67, 98 |
| アリピプラゾール | 55 |
| 威嚇言動 | 175 |
| イクセロン® | 167 |
| 易怒性 | 76, 116, 119, 121, 126, 176 |
| 意欲の減退 | 11, 161, 214 |
| 飲酒行動 | 203, 206 |
| 院内認知症対応ラウンド | 5 |
| うつ・抑うつ症状 | 37 |
| うつ・抑うつ状態 | 161 |
| 浮気妄想 | 46, 51, 56 |
| エスシタロプラム | 142, 162 |
| エスゾピクロン | 135 |
| エビリファイ® | 55 |
| 嚥下困難 | 166 |
| 嚥下障害 | 109, 230 |
| オランザピン | 59, 103, 108, 124, 139, 147, 230 |
| オレキシン受容体拮抗薬 | 17, 36, 132, 141, 143, 146 |

## か行

| | |
|---|---|
| 介護拒否 | 91 |
| 介護支援体制 | 181, 183 |
| 介護施設 | 87, 223 |
| 介護負担 | 179 |
| 改正道路交通法 | 5, 191 |
| 隠れ飲酒 | 208 |
| 過食 | 31, 80, 129 |
| 過鎮静 | 50, 114, 134, 216, 230 |
| カルバマゼピン | 18, 29, 77, 89, 217 |
| 感情安定薬 | 89 |
| 感情依存記憶 | 112 |
| 感情一致記憶 | 112 |
| 感情障害 | 111, 200 |
| 漢方薬 | 38 |
| 帰宅願望 | 101, 108 |
| 嗅覚・味覚障害 | 166 |
| 共依存 | 108, 180, 182 |
| 共依存状態 | 210, 211 |
| 恐怖心 | 141 |
| 拒薬 | 49, 91, 216 |
| クーリングオフ制度 | 185 |
| クエチアピン | 44, 68, 103, 114, 138, 195 |
| グラマリール® | 59, 92 |
| グレリン | 167 |
| クロナゼパム | 68 |
| ケアマネジャー | 201 |
| 傾眠 | 78, 130, 134, 226 |
| 血管性認知症 | 155 |
| 血管性認知障害 | 223 |
| 幻覚 | 61 |
| 幻視 | 5, 15 |
| 幻聴 | 66 |
| 抗うつ薬 | 16, 37, 169 |
| 攻撃性 | 17, 111, 184 |
| 攻撃的言動 | 1 |
| 高血糖 | 104 |
| 抗精神病薬 | 22, 214 |

| | |
|---|---|
| 向精神薬 | 14, 197 |
| 交通事故 | 220 |
| 抗てんかん薬 | 29, 128 |
| 興奮 | 96, 119, 213, 223 |
| 高齢運転者 | 5 |
| コリンエステラーゼ阻害薬 | 14, 97, 117, 160 |

## さ行

| | |
|---|---|
| 在宅認知症患者 | 1 |
| サインバルタ® | 143, 162 |
| ジェイゾロフト® | 141 |
| 嗜銀顆粒性認知症 | 117 |
| 自主返納 | 191 |
| 自傷行為 | 121, 124 |
| 施設入所 | 196, 218 |
| 失行 | 137 |
| 実態的意識性 | 67 |
| 自動車運転 | 188, 203, 219 |
| 自発性の低下 | 11, 161, 214 |
| ジプレキサ® | 103, 108, 147, 230 |
| シャドーイング | 178 |
| 収集癖 | 101 |
| ショートステイ | 229 |
| 焦燥性興奮 | 15, 17, 31 |
| 触法行為 | 204 |
| 食欲低下 | 80, 129, 166, 168 |
| 食欲不振 | 165, 168 |
| 人身事故 | 189 |
| 身体症状 | 202 |
| 身体的危険 | 107, 189 |
| 身体的不調 | 200 |
| 身体抑制 | 11 |
| 人物誤認 | 228 |
| 錐体外路徴候 | 16, 27, 94 |

| | |
|---|---|
| 睡眠衛生指導 | 12, 33, 132, 138 |
| 睡眠覚醒リズム | 132, 146 |
| 睡眠障害 | 1, 31, 121, 131, 141 |
| スボレキサント | 134, 141, 143, 146 |
| スルピリド | 168 |
| 静座不能 | 28 |
| 精神病症状 | 15, 137 |
| 性的逸脱行為 | 15, 150, 155, 159 |
| 性的行為 | 157 |
| 性的脱抑制 | 153 |
| セルトラリン | 141 |
| セロクエル® | 68, 103, 114, 138, 195 |
| セロトニン・ノルアドレナリン再取り込み阻害薬 | 16 |
| 選択的セロトニン再取り込み阻害薬 | 16 |
| 外面がよい | 175, 177 |

## た行

| | |
|---|---|
| 第一世代抗精神病薬 | 22 |
| 第二世代抗精神病薬 | 22 |
| 多彩な行動障害 | 213 |
| 脱走 | 223 |
| 多動 | 195 |
| チアプリド | 59, 92 |
| 遅発性パラフレニー | 62 |
| 着座不能 | 196, 221 |
| 注察妄想 | 62 |
| 中毒性表皮壊死融解症 | 30, 217 |
| 昼夜逆転 | 32, 91 |
| 定型抗精神病薬 | 22 |
| デイサービス | 194, 220, 229 |
| テグレトール® | 29, 77, 89 |
| デジレル® | 147 |
| テトラミド® | 147 |

| | |
|---|---|
| デパケン® | 128 |
| デュロキセチン | 143, 162 |
| 糖尿病性昏睡 | 104 |
| 独語 | 213 |
| ドグマチール® | 168 |
| 独居高齢者 | 186 |
| 独居生活 | 142, 183 |
| ドネペジルゼリー剤 | 98 |
| トラゾドン | 147 |
| 取り繕い | 82, 175 |
| 遁走 | 224 |

### な行

| | |
|---|---|
| 入院認知症患者 | 5 |
| 任意通報制度 | 191 |
| 認知機能検査 | 5, 191 |
| 認知症を伴わない幻覚・妄想 | 62 |
| パーキンソン症状 | 28 |

### は行

| | |
|---|---|
| 徘徊 | 1, 18, 195, 196, 218 |
| パキシル® | 142 |
| 刃物を振り回す | 198 |
| バルプロ酸 | 18, 30, 79, 128 |
| バレリン® | 128 |
| パロキセチン | 142 |
| 汎血球減少症 | 78 |
| 非アルツハイマー型認知症 | 117 |
| 被害妄想 | 46 |
| 非定型抗精神病薬 | 22, 147, 215 |
| 皮膚症状 | 217 |
| 皮膚粘膜眼症候群 | 30, 217 |
| 非ベンゾジアゼピン系睡眠薬 | 17, 36 |
| 非薬物療法 | 11 |
| 不安感 | 141, 193, 222 |
| 不安症状 | 141, 186 |
| 不穏 | 15, 175 |
| 服薬管理 | 183 |
| ブチリルコリンエステラーゼ阻害 | 167 |
| 浮動性めまい | 134, 226 |
| 不眠 | 136, 141 |
| ふらつき | 78 |
| ブロチゾラム | 108, 135, 140 |
| ベルソムラ® | 134, 143, 146 |
| ペロスピロン | 55, 63, 64, 69 |
| ベンゾジアゼピン系抗不安薬 | 16 |
| ベンゾジアゼピン系睡眠薬 | 17, 35 |
| 便秘 | 202 |
| 包括支援センター | 201 |
| 暴言 | 81, 96, 175, 176, 223 |
| 訪問セールス | 185 |
| 暴力行為 | 15, 56, 71, 76, 81, 86, 91, 96, 101, 106, 176, 206, 224 |

### ま行

| | |
|---|---|
| 迷子 | 218 |
| 待ちの姿勢 | 174 |
| 万引き行為 | 195, 208 |
| ミアンセリン | 147 |
| 見捨てられ妄想 | 193, 222 |
| 無為・無関心 | 161 |
| 無為 | 14, 16, 18 |
| 無顆粒球症 | 30, 217 |
| 無関心 | 14, 16, 18 |
| 無断外出 | 193, 220, 228 |
| 無賃乗車 | 193, 196 |
| メマリー® | 73, 77, 118, 123, 133, 146, 177, 200, 225 |
| メマンチン | 54, 73, 74, 76, 114, 118, 123, 133, 146, 177, 200, 225 |

| | | | |
|---|---|---|---|
| メラトニン受容体作動薬 | 17, 36, 132 | リスペリドン | 28, 49, 54, 108, 153 |
| 妄想 | 61 | リスペリドン内用液 | 49, 93, 98, 215 |
| 物盗られ妄想 | 1, 2, 41, 62, 73, 96, 141, 184, 185 | リバスタール® | 153 |
| | | リバスタッチ® | 167 |
| もの忘れ外来 | 2 | リバスチグミン | 165, 167 |
| | | リボトリール® | 68 |
| | | 臨時適性検査 | 8 |

## や行

| | | | |
|---|---|---|---|
| 夜間せん妄 | 145, 146 | ルーラン® | 55, 63, 69 |
| 夜間の行動障害 | 104, 136 | ルネスタ® | 135 |
| 薬剤過敏性 | 16, 136 | レクサプロ® | 143, 163 |
| 薬剤性パーキンソニズム | 22, 25, 27, 93, 109, 168 | レスリン® | 147 |
| | | レビー小体型認知症 | 15, 137, 139 |
| 行方不明 | 195, 218, 220 | レム睡眠行動障害 | 67, 69 |
| 抑うつ | 14 | 恋愛妄想 | 156 |
| 抑うつ症状 | 142 | レンドルミン® | 108, 135, 140 |
| 抑肝散 | 38, 73, 118 | | |
| 抑制系薬剤 | 94 | | |
| 四環系抗うつ薬 | 147 | | |

## 欧文

## ら行

| | |
|---|---|
| ラメルテオン | 133 |
| ランドセン® | 68 |
| リスパダール® | 98, 108 |

| | |
|---|---|
| agitation | 15, 31 |
| neuroleptic malignant syndrome | 28 |
| Serotonin-Dopamine Antagonist（SDA） | 22 |
| SNRI | 16, 143, 162 |
| SSRI | 16, 142, 162 |

## 川畑信也（かわばた のぶや）
八千代病院 神経内科部長
愛知県認知症疾患医療センター長

昭和大学大学院（生理系生化学専攻）修了後，国立循環器病センター内科脳血管部門，秋田県立脳血管研究センター神経内科を経て，2008年八千代病院神経内科部長，2013年愛知県認知症疾患医療センター長兼任．

1996年から認知症の早期診断と介護を目的に「もの忘れ外来」を開設し，現在までに8,000名近い患者さんの診療を行ってきている．2015年から愛知県公安委員会認定医（運転免許臨時適性検査），2016年4月から愛知県安城市認知症初期集中支援チーム責任者，2018年2月から愛知県の西尾市ならびに知立市の認知症初期集中支援チームのアドバイザー兼務．

**所属学会：**
日本神経学会，日本脳血管・認知症学会，日本老年精神医学会，日本脳卒中学会，日本認知症学会，日本認知症ケア学会，日本神経治療学会，日本神経心理学会など．

著書：
- 改訂 2 版 かかりつけ医・非専門医のための認知症診療メソッド（南山堂；2018）
- 知っておきたい改正道路交通法と認知症診療（中外医学社；2018）
- プライマリ・ケア医のための認知症診療入門（日経 BP 社；2016）
- かかりつけ医・非専門医のためのレビー小体型認知症診療（南山堂；2015）
- 認知症診療に役立つ 77 の Q&A（南山堂；2015）
- 事例で解決！ もう迷わない抗認知症薬・向精神薬のつかいかた（南山堂；2014）
- 事例で解決！ もう迷わない認知症診断（南山堂；2013）
- 臨床医へ贈る 抗認知症薬・向精神薬の使い方 こうすれば上手に使いこなすことができる（中外医学社；2012）
- これですっきり！看護&介護スタッフのための認知症ハンドブック（中外医学社；2011）
- 日常臨床からみた認知症診療と脳画像検査―その意義と限界（南山堂；2011）
- かかりつけ医・非専門医のための認知症診療メソッド（南山堂；2010）
- かかりつけ医の患者ケアガイド 認知症編（真興交易医書出版部；2009）
- どうする？ どう伝える？ かかりつけ医のための認知症介護指導 Q & A（日本医事新報社；2008）
- 早期発見から介護まで よくわかる認知症（日本実業出版社；2008）
- 患者・家族からの質問に答えるための認知症診療 Q & A（日本医事新報社；2007）
- 知っておきたい認知症の基本（集英社新書；2007）
- 日常臨床に役立つ神経・精神疾患のみかた（中外医学社；2007）
- 事例から学ぶアルツハイマー病診療（中外医学社；2006）
- 物忘れ外来ハンドブック アルツハイマー病の診断・治療・介護（中外医学社；2006）
- 「物忘れ外来」レポート 認知症疾患の診断と治療の実際―すべての臨床医のための実践的アドバイス（ワールドプランニング；2005）
- 物忘れ外来 21 のケースからみる臨床医のための痴呆性疾患の診断と治療（メディカルチャー；2005）

事例から考える
認知症のBPSDへの対応
―非薬物療法・薬物療法の実際　　　　　ⓒ

| 発　行 | 2018年10月1日　1版1刷 |
| --- | --- |
| 著　者 | 川畑　信也 |

| 発行者 | 株式会社 | 中外医学社 |
| --- | --- | --- |
| | 代表取締役 | 青木　滋 |
| | 〒162-0805 | 東京都新宿区矢来町62 |
| | 電　話 | （03）3268-2701（代） |
| | 振替口座 | 00190-1-98814番 |

印刷・製本/横山印刷㈱　　　　　　　〈MS・AK〉
ISBN978-4-498-22910-5　　　　　　Printed in Japan

**JCOPY** ＜(社)出版者著作権管理機構　委託出版物＞

本書の無断複写は著作権法上での例外を除き禁じられています．
複写される場合は，そのつど事前に，(社)出版者著作権管理機構
（電話 03-3513-6969，FAX 03-3513-6979，e-mail: info@jcopy.
or.jp）の許諾を得てください．